Kristin Jaggi

Kristin Jaggi
Pflegeexpertin Stufe II
Pflegeentwicklung und -qualität
Departement Pflege, Soziales
Luzerner Kantonsspital
6000 Luzern 16
Tel. +41 41 205 12 77
kristin.jaggi@ksl.ch

Hans Huber Programmbereich Pflege

Wissenschaftlicher Beirat:
Silvia Käppeli, Zürich
Doris Schiemann, Osnabrück
Hilde Steppe, Wiesbaden

Silvia Käppeli (Hrsg.)

Pflegekonzepte

Phänomene im Erleben von Krankheit und Umfeld

Band 1
herausgegeben von
Max Mäder und Franziska Zeller-Forster

- Leiden
- Krise
- Hilflosigkeit
- Angst
- Hoffnung/Hoffnungslosigkeit
- Verlust/Trauer
- Einsamkeit

Verlag Hans Huber
Bern · Göttingen · Toronto · Seattle

Die Deutsche Bibliothek – CIP-Einheitsaufnahme

Pflegekonzepte : Phänomene im Erleben von Krankheit und Umfeld /
Silvia Käppeli (Hrsg.). – Bern ; Göttingen ; Toronto ; Seattle : Huber
   (Hans Huber Programmbereich Pflege)

Bd. 1. Leiden, Krise, Hilflosigkeit, Angst, Hoffnung,
Hoffnungslosigkeit, Verlust, Trauer, Einsamkeit /
hrsg. von Max Mäder und Franziska Zeller-Forster. – 1998
   ISBN 3-456-82963-9

5. Nachdruck 2009
© 1998/2001/2002/2004/2009 by Verlag Hans Huber, Bern

Anregungen und Zuschriften bitte an:
Verlag Hans Huber
Länggass-Strasse 76
CH-3000 Bern 9
Tel: 0041 (0)31 300 4500
Fax: 0041 (0)31 300 4593
E-Mail: verlag@hanshuber.com
Internet: http://Verlag.HansHuber.com

Lektorat: Jürgen Georg
Herstellung: Daniel Berger
Satz: Satzspiegel, Nörten-Hardenberg
Druck und buchbinderische Verarbeitung: AZ Druck und Datentechnik GmbH, Kempten
Printed in Germany

Dieses Werk, einschließlich aller seiner Teile, ist urheberrechtlich geschützt. Jede Verwertung außerhalb der engen Grenzen des Urheberrechtes ist ohne Zustimmung des Verlages unzulässig und strafbar. Das gilt insbesondere für Vervielfältigungen, Übersetzungen, Mikroverfilmungen sowie die Einspeicherung und Verarbeitung in elektronischen Systemen.

Inhalt

Geleitwort zur Buchreihe (S. Käppeli) 7

Vorwort (M. Mäder) 9

Einleitung (F. Zeller-Forster) 11

Leiden (H. Siegwart) 15

Krise (F. Zeller-Forster) 45

Hilflosigkeit (F. Zeller-Forster) 65

Angst (J. Bühlmann) 81

Hoffnung/Hoffnungslosigkeit (J. Bühlmann) 103

Verlust/Trauer (F. Zeller-Forster) 119

Einsamkeit (J. Bühlmann) 133

Über die Autorinnen 157

Geleitwort zur Buchreihe

Silvia Käppeli

Pflegende richten ihre Tätigkeit in erster Linie auf gesundheitlich bedingte Übergangs-, Krisen- und Leidenssituationen ihrer Patientinnen und Patienten aus: z. B. auf die Ungewißheit eines Patienten, der mit Verbrennungen auf die Notfallstation eingeliefert wird; auf die Situation einer Patientin, deren Hoffnung auf Besserung durch immer neue Komplikationen zermürbt wird; auf einen schwer zu beruhigenden Patienten auf der Intensivstation; auf eine alte Frau, deren Leben vor allem durch Verluste geprägt ist oder auf die Situation einer Wöchnerin, die sich in ihre Mutterrolle einübt. Solche Situationen können als ganze charakterisiert werden. Ihre Gesamtheit läßt sich aber trotz ihrer großen Komplexität, Dynamik und scheinbaren Unentwirrbarkeit in die sie konstituierenden Komponenten zerlegen.

Diese Zerlegung einer konkreten Pflegesituation in einzelne Pflegekonzepte ist Gegenstand der Pflegediagnostik. Sie ist unabdingbar für die Planung der Pflege. Das Erkennen und Herausschälen einzelner Pflegekonzepte eines Patienten gelingt aber nur, wenn die Pflegeperson über das dazu notwendige Pflegewissen verfügt, das heißt, Inhalt und Merkmale einzelner Pflegekonzepte kennt. Soweit zu kommen, ist nicht nur wegen der großen Anzahl von Pflegephänomenen und der damit verbundenen neuen Terminologie, sondern auch wegen deren Verflechtungen und Überlappungen eine nicht zu unterschätzende Aufgabe.

Die mit dem vorliegenden Buch zu eröffnende Buchreihe «Pflegekonzepte» will den Pflegenden das Erwerben dieses zum Erkennen und Benennen von Pflegeinhalten notwendige systematische Fachwissen erleichtern.

Vorwort

Max Mäder, Schulleiter TSKS

Das vorliegende Buch wurde im Rahmen der Curriculumarbeit, ausgehend von der Umstellung auf die neurechtlichen Ausbildungsbestimmungen des Schweizerischen Roten Kreuzes SRK, erarbeitet. In der Folge einer dynamischen Entwicklungsgeschichte wurden Pflegekonzepte zum zentralen Gerüst des Curriculums der Thurgauisch-Schaffhauserischen Schule für Pflegeberufe TSKS. Es war und ist uns ein Anliegen, einen wirkungsvollen, professionellen Beitrag zur Ausbildungs- und Pflegepraxis zu leisten.

Derzeit vermissen wir weitgehend ein eigenständiges Pflegewissen und entsprechende deutschsprachige Fachliteratur, welche sich mit den schweizerischen Verhältnissen auseinandersetzt. Wir sind aufgefordert, dieses Defizit möglichst rasch zu beheben. Die Entschlossenheit, mit welcher die Pflegereform in den letzten Jahren vorangetrieben wurde, führte zu einer sehr positiven Entwicklung. Die Pflegekonzepte und die damit verbundenen weiterführenden Überlegungen wurden zu einem wesentlichen Element in diesem Professionalisierungsprozeß. Im Gesundheitswesen wird auch von den Pflegenden zunehmend eine zielgerichtete, wirkungsvolle und überprüfbare Leistung gefordert. Die Pflegenden können sich dieser Herausforderung stellen, wenn sie über Grundlagen verfügen, welche sie zu ernstzunehmenden Verhandlungspartnern machen. Das gelingt jedoch nur, wenn der Berufsarbeit ein eigenständiges, fundiertes Wissen, Können und Verstehen zugrunde liegen. Ein zentrales Interesse an dieser Entwicklung haben aber auch diejenigen, welche auf eine Pflegedienstleistung angewiesen sind und welche heute gelegentlich um eine qualitativ und quantitativ gute Pflege bangen müssen.

An der Erarbeitung dieses Buchs beteiligten sich verschiedene Fachpersonen, die inner- oder außerhalb der Schule tätig sind oder tätig waren. Ihnen gebührt Anerkennung für die fortschrittliche Entwicklungsarbeit. Einen großen Teil der Arbeit leistete Frau Franziska Zeller-Forster, Berufsschullehrerin in Pflege und Pflegeexpertin. Dieses Buch ist das Produkt von Fachpersonen, welche einen wesentlichen Beitrag zur Verbesserung der Pflege leisten, und ich bin überzeugt, daß die positiven Auswirkungen nicht ausbleiben werden.

Einleitung

Franziska Zeller-Forster

Wie kann man Pflegende darin unterstützen, ein humanistisches Pflegeverständnis nicht nur in der Grundausbildung zu lernen, sondern es auch im Arbeitsalltag zu praktizieren? Vor diese komplexe, pflegespezifische Frage sahen wir uns an unserer Schule für Pflegeberufe gestellt, als es darum ging, die Grundlagen für einen neuen Lehrplan gemäß den neuen Ausbildungsrichtlinien des Schweizerischen Roten Kreuzes SRK zu erarbeiten.

Als naheliegende Antwort erschien uns die folgende: indem man den Pflegenden die theoretischen Hintergründe dieses Verständnisses transparent macht, Zusammenhänge schafft und die Erlebensebene der Pflegeempfänger sichtbar und faßbar macht. Das heißt auch, indem man sich als Fachperson Pflege mit den emotionalen und psychosozialen Aspekten der Krankheitserfahrung auseinandersetzt.

Pflegende sind heute in vielfacher Weise gefordert. Nie zuvor wurde ihre Arbeit so kritisch beobachtet, wurden Qualitätsanforderungen so laut geäußert, wurden humanistische Anliegen so stark vertreten und wurden gleichzeitig die Rahmenbedingungen, in denen Pflege stattfindet, so spürbar erschwert. Eine große Herausforderung.

In diesem Umfeld hält konzeptuelles Pflegewissen mit aller Kraft Einzug in unsere Berufswelt. Pflegekonzepte werden hier verstanden als Überbegriffe, Verallgemeinerungen für ein Phänomen oder verschiedene ähnliche Phänomene (Käppeli 1986), die sich in der täglichen Pflegearbeit zeigen. Sie verarbeiten Erkenntnisse aus der Pflegepraxis und liefern neue Erkenntnisse. Das heißt mit anderen Worten auch: Sie definieren und differenzieren das pflegerische Gesamtwissen. Eine verlockende Aussicht für eine Pflegeschule.

Zur Ausarbeitung der einzelnen Konzepte wurde auf ein Raster zurückgegriffen, das in Anlehnung an Norris (1982) von zwei Pflegeexpertinnen in der Ostschweiz (Frei/Niederer-Frei 1994) entwickelt und im Rahmen von kantonalen Pflegefortbildungen auch bereits weitgehend auf ihren Gebrauchswert überprüft wurde. Für die Ausarbeitung von Pflegekonzepten für Schulungszwecke wurde das Raster leicht modifiziert, in seinen Grundschritten jedoch belassen.

Tabelle 1: Raster zur Bearbeitung von Pflegekonzepten

1. Thema/Übergriff
2. Konzeptbezeichnung inkl. Definition
3. Mögliche Ursachen
   Was kann zu diesem Zustand führen und/oder ihn begünstigen? (biologisch-physiologisch, sozio-kulturell, psychisch-geistig, ökologisch/umgebungsbedingt)
4. Erleben/Bedeutung
   Welche möglichen Gefühle kann dieser Zustand beim betroffenen Menschen auslösen?
   Was kann dieser Zustand/diese Situation für diesen Menschen bedeuten?
5. Verhalten/Erscheinungsformen
   Welche Phänomene sind beobachtbar?
   Wie reagiert, wie verhält sich möglicherweise der betroffene Mensch aufgrund des Erlebten?
6. Interventionen
   Welche möglichen pflegerischen Interventionen lassen sich von diesem Zustand ableiten?
   Welche pflegerischen Maßnahmen, welches pflegerische Verhalten ist indiziert?
7. Konsequenzen für die Pflege
   Was kann die Begegnung mit einem Betroffenen bei der Pflegeperson auslösen?
   Welche Konsequenzen hat der Umgang mit dem Betroffenen in seiner Situation für die Pflege?
8. Literaturverzeichnis

Den systematischen Aufbau aller Kapitel zeigt *Tabelle 1*. Wie unschwer zu erkennen ist, enthält das Raster einen systemischen Denkansatz, wie er den Pflegenden aus der Arbeit mit dem Pflegeplanungsprozeß vertraut ist. Gleichzeitig bietet es ein Orientierungsgerüst, das der Vereinheitlichung der Pflegeinterventionen wie auch der Fachsprache in der Pflege förderlich ist. Gerade für Anfängerinnen im Beruf bildet es dadurch die nach Benner (1994) notwendigen Leitplanken und Regeln.

Die auf diesem Weg entstandenen Arbeiten verfolgen drei Ziele: Erstens sollen sie eine Arbeitsgrundlage für Pflegende bilden. Zweitens sollen sie dem Pflegeempfänger in dem Sinne zugute kommen, indem sie die Wahrnehmung seiner Wirklichkeit und der psychosozialen Auswirkungen seiner Krankheitssituation erleichtern. Drittens soll das hier dargelegte Pflegekonzept-Wissen eine Verbindung schaffen zwischen der Pflegewissenschaft und der konkreten täglich gelebten Pflegearbeit.

Die vorliegenden Arbeiten bilden einen Anfang. Sie beruhen auf einer – im Rahmen der Grundausbildung Pflege bewußt eingeschränkten – Literaturanalyse und sind deshalb weder umfassend noch vollständig. Sie können jedoch zur Auseinandersetzung mit spezifischem Pflegewissen anregen und ermutigen.

Ebenso können sie konkrete Hilfe bieten

- zum Lernen und Lehren von beruflichem Fachwissen
- zum Reflektieren von Pflegesituationen/von alltäglicher Pflegearbeit
- zu weiteren Versuchen, humanistisches Pflegeverständnis faßbar – und damit anwendbar – zu machen.

Die in diesem Buch vorliegenden Pflegekonzepte wurden erarbeitet, um ein Curriculum zu unterlegen, um Lehrenden und Lernenden spezifisches Pflegewissen zugänglich zu machen und um Pflegepersonen in allen Bereichen der Pflege dieses Wissen anzubieten. Es wurde damit eine Grundlagenarbeit geleistet, die allen interessierten Kreisen zur Verfügung steht. Ich wünsche allen Leserinnen und Lesern spannende Fachliteratur-Stunden und dabei manch überraschendes Aha-Erlebnis.

Leiden

H. Siegwart

Konzeptbezeichnung inkl. Definition

Kurzbeschreibung

Unter Leiden ist eine seelische Spannung, meist von größerer Dauer und Tiefe zu verstehen. Es ist ein psychischer Zustand von Schmerz und Trauer. Grenzerfahrungen, wie sie zum Beispiel eine Krankheit darstellt, bedingen Leiden, bringen aber auch Kräfte zur Entfaltung. Leiden und Lust sind aneinandergeknüpft.

In allen Religionen wird Leiden im weitesten Sinne als Anlaß zum Nachdenken und zu religiöser Stellungnahme genommen.

Leiden wird als Teil des Reifungsprozesses eines Menschen gesehen, als Leistung, Wachstum, Zuwachs an Kraft.

Durch das Leiden wächst der Mensch über sich selbst hinaus, reift zu sich selbst heran. Durch die Reifung wiederum gelangt der Mensch zur inneren Freiheit, trotz äußerer Abhängigkeit.

Wortherkunft

Sowohl im Mittelhochdeutschen wie im Althochdeutschen finden wir das Wort «Leit» oder «Leid». Das Wort bedeutet «Bedrückung, Schmerz, Krankheit, Widerwärtigkeit».

Das im heutigen Sprachgebrauch im Sinne von «dulden, ertragen, Schmerz, Kummer empfinden» gebräuchliche Verb «leiden» bedeutete früher «gehen, fahren, reisen». Im Sinne von «dulden, Schmerz erleiden, aushalten» ist das Wort im althochdeutschen «irlìdan» = «erfahren, durchmachen». Auf die Bedeutungsentwicklung hat wahrscheinlich die christliche Vorstellung vom Leben des Menschen als einer Reise durch das irdische Jammertal eingewirkt (Etymologie der deutschen Sprache, Duden, Band 7, 1989).

Das lateinische Wort für Leiden heißt «passio». Es kann als grundlegendes Wort für Leiden angesehen werden, in der Sprache gebraucht z. B. für die Leiden Christi. Das lateinische Wort «dolor» drückt physischen Schmerz, innere Qual, Sorge, Angst, Unterdrückung aus. Das griechische Wort heißt «pascho» und bezieht sich auf die Erfahrung, das Ertragen und das Meistern des Leidens. Ein weiterer Begriff aus dem Griechischen: «sympatheo» heißt leiden, mitleiden oder einfühlen.

Sinnverwandte Worte für Leiden sind: Alpdruck, Drangsal, Gram, Jammer, Kummer, Last, Marter, Martyrium, Pein, Qual, Schmerz, Tortur, Weh, Entbehrung, Hoffnungslosigkeit, Betrübnis, bedrückt sein, etwas mit sich herumschleppen, kränkeln, in Not sein, in der Tinte sitzen etc.

Definition

«Leiden erwächst aus der Nichterfüllung oder der Verletzung wesentlicher Bedürfnisse, Erwartungen und Hoffnungen des Menschen, die als Versagen, Verhinderung und Schmerz erfahren werden.» (Brockhaus 1990)

Diese allgemeine Definition beinhaltet, daß Leid, Leiden viele verschiedene Bedeutungen hat.

Leid wird als tiefer seelischer Schmerz als Folge erfahrenen Unglücks (z. B. Krieg) verstanden. Leid kann auch bedeuten, daß jemandem Unrecht, Böses zugefügt wird, oder ganz allgemein leidvolles Erleben (z. B. unter der Einsamkeit leiden). Leiden bedeutet, daß jemand einen Zustand von schwerer Krankheit, seelischen Leiden oder Schmerzen zu ertragen hat. Man kann auch an einem bestimmten Leiden (z. B. Leber-, Magen-, Nervenleiden) erkrankt sein, von etwas körperlich oder seelisch stark beeinträchtigt sein. (Bedeutungswörterbuch, Duden, Band 10, 1985)

Weitere Umschreibungen zum Thema Leiden aus den Bereichen:

Psychologie:
«Leid heißt die Erfahrung, in der wesentliche Lebensvorstellungen oder Zukunftserwartungen des Menschen durch äußere oder innere Ereignisse in schmerzhafter Weise eingeschränkt oder gänzlich unterdrückt werden» A. Ziegler (Der Schmerz und seine Bedeutung für den Menschen). Freud unterscheidet drei Leidquellen, einmal die Übermacht der Natur, dann die Hinfälligkeit des Körpers, schließlich mangelhafte und ungerechte soziale Einrichtungen. Dazu kommt, daß

die Versagungen der Wirklichkeit unter bestimmten Bedingungen (schwache Konstitution, schwere Kindheit) geradezu traumatischen Charakter annehmen und zur seelischen Krankheit führen können. Dies innere Leid ist meist durch schwere Angst und Isolierung gekennzeichnet. Frankl meint, ein Menschenleben kann nicht durch Schaffen und Freude erfüllt werden, es gehört immer Leiden dazu. Leiden bewahrt uns vor Apathie, seelischer Totenstarre und Gleichgültigkeit. Leiden hilft uns zu wachsen und zu reifen, es macht uns reicher und stärker. «Erst unter den Hammerschlägen des Schicksals, in der Weißglut des Leidens an ihm, gewinnt das Leben Form und Gestalt.» (Frankl 1985, S. 249)

Erni, eine Psychotherapeutin, schreibt: «Leid hat viele Dimensionen: körperlich, seelisch-geistig, sozial und transzendental. Nie sind wir in dieser Welt ganz ‹heil›, ganz unversehrt. Ein Bedrohtsein ist mehr oder weniger immer vorhanden. Manchmal gelingt es uns, diese Gebrochenheit des Daseins weniger zu spüren, zu flüchten, uns zu betäuben, die Empfindlichkeit gegen Not, Angst, Unsicherheit zu überspielen. Es ist unsere Aufgabe, besser damit umgehen zu lernen, es nicht einfach dumpf über uns ergehen zu lassen. Wenn wir die Fragen nach den Ursachen stellen, fällt uns dabei oft wie ein Schlüssel zu, um Leid besser ertragen zu lernen: Was ist unausweichliches Schicksal? Wo liegt dabei mein möglicher Anteil an Freiheit?» (Erni 1991, S. 33). Die übliche Ansicht der Psychosomatik ist, daß das körperliche Leiden an sich ein schädliches und für das Ich des Patienten feindliches Prinzip ist. Im Gegensatz dazu stellt Beck eine andere These auf, dadurch lernte er viele Patienten besser zu verstehen: «Körperliche Krankheiten stellen oft einen Versuch dar, eine seelische Verletzung auszugleichen, einen inneren Verlust zu reparieren oder einen unbewußten Konflikt zu lösen. Körperliches Leiden ist oft ein seelischer Selbstheilungsversuch (...). Das Besondere an dieser Krankheitsauffassung liegt darin, daß das körperliche Leiden eine positivere Bewertung als üblich bekommt. Sonst wird Krankheit fast stets als ein lästiger Betriebsunfall in unserem leistungsorientierten Leben angesehen. In der hier dargestellten Betrachtung werden dagegen die synthetischen Fähigkeiten des Ich und die kreativen Tendenzen des Selbst, welche die Körperkrankheit in den Dienst der Selbstreparation stellen, in den Vordergrund gerückt. Es ist für die Medizin ein ungewöhnlicher Gedanke, Krankheiten als kreative Leistungen wie Kunstwerke anzusehen oder gar zu würdigen. Das Ich des Patienten wird vielmehr als Opfer seines Ich-fernen Körperleidens betrachtet und nicht als ein engagierter Mitgestalter dieses Werkes. Daß die körperlichen Krankheiten aber etwas Besonderes darstellen, kann man unter anderem daran ermessen, daß es niemandem gelingt, willentlich und aus sich heraus eine körperliche Symptomatik, wie etwa Migräne, eine Lungenentzündung oder eine Lähmung, zu erzeugen.» (Beck 1985, S. 11).

Theologie:
Die Frage nach Ursprung, Zweck und Überwindung des Leidens ist in der Religionsgeschichte sehr unterschiedlich beantwortet. In den alten chinesischen und ägyptischen Hochkulturen wurde Leid als Folge von Verstößen oder Versündigung gegen eine Weltordnung oder auch gegen den ethischen Willen einzelner Gottheiten oder der Götter verstanden. Die östlichen Religionen haben keine persönliche Gottvorstellung. Im Taoismus und Konfuzianismus sehen sie das Leid als Folge fehlenden Einsseins mit dem Universum in der geschichtlichen Existenz des Menschen. Im Buddhismus und in den strengeren Richtungen des Hinduismus betrachten sie Leid als Folge sündigen Lebens in einer vorherigen Existenz. Der jüdische Monotheismus sieht Leid grundsätzlich als Strafe des personalen Gottes für menschliche Schuld. In manchen Traditionen des Alten Testaments gewinnt das Leid auch unmittelbare Heilsbedeutung. Dieses Motiv wird im Christentum radikal aufgegriffen (Heilsbedeutung des Kreuzes, der «armen» Jesusnachfolge, des Martyriums). Hier ist Leid nicht mehr nur Strafe, sondern Weg zur und Zeichen der Gottesnähe. Leid erschien auch als dem Menschen auferlegtes, unerforschliches Geschick (z.B. babylonische Religion, griechische Tragödie), als Zufall oder als pädagogische Maßnahme eines Gottes (z.B. Konfuzianismus, Altes Testament). Der für die Deutung des Leids am meisten verbreitete «Tun-Ergehen-Zusammenhang» führte zu Problemen, weil das Leid oft «Unschuldige» traf. Dies warf die Frage nach dem Sinn des Leids (Theodizee) auf, das meist im Sinne eines Sich-Schickens oder eines Schweigens angesichts der Unerforschlichkeit und Größe Gottes beantwortet wurde (z.B. Hiob). Ethische Umkehr, Opfer und Versöhnungsriten sowie Kult und Magie dienen der Verbesserung der Situation und sollen Leid vermeiden (Brockhaus 1990). Der Theologe Kostadinov hat eine ganz praktische Definition: «Das Leiden trifft unser ganzes Menschsein; den Leib, unsere Seele und den Geist. Leben und Leiden gehören zusammen, und jeder Mensch hat seine eigene Lebens- und Leidensgeschichte. Diesem Grundsatz entsprechend fallen die Reaktionen, Deutungen und Verhaltensweisen unterschiedlich aus. Der eine leidet, weil er noch nicht bereit ist, sein Kranksein und seine Krankheit als Teil seiner selbst anzunehmen. Der andere wiederum leidet, weil er niemanden hat, der ihn liebt und zu ihm steht. Das hat zur Folge, daß sich das Wesen und die Einzigartigkeit mancher Menschen von Grund auf verändern.» (1990, S. 17).

Philosophie:
Jaspers (1985) schreibt, daß Leiden die Kräfte zur Entfaltung bringen, die mit der Daseinslust des Sinns und des Wachstums einhergehen. «Lust und Leiden sind unvermeidlich aneinander gekettet. Beide sind etwas Letztes, Überwältigendes,

Unüberwindbares, unserer Situation Wesenhaftes. Als Leiden erfassen wir immer nur die eine Seite, wir zählen das Wertnegative auf. Es ließe sich vielleicht auch eine Schilderung des Wertpositiven, der Freude, der Erhebung, des Sinns versuchen.» (S. 247) Schopenhauer, der Philosoph des Leidens, sagt, daß Leben Leiden ist.

Medizin:
Im Pschyrembel steht unter dem Begriff «Leidensdruck»: «Bezeichnung für das subjektive Erleben einer Krankheit als Leiden. Leiden motiviert den Patienten zur Mitarbeit in Diagnose und Therapie.» Bierisch beschreibt die Haltung des Arztes gegenüber dem Leiden:«Gesundheit ist weithin zu einem selbstverständlichen Gut und vielfach zu einem Konsumgut geworden (...). Für die naturwissenschaftliche Medizin wird deshalb die Erhaltung des Lebens zum wesentlichen Ziel und die Beseitigung von Störungen zur praktischen Aufgabe. Dieses Ethos verpflichtet den Arzt zur wissenschaftlichen Einstellung gegenüber der Krankheit. Der Patient wird zum Gegenstand der Forschung für Diagnose und Therapie und zwar unter einer Perspektive, die seine Krankheit in den Mittelpunkt stellt, nicht aber seine persönlichen und individuellen und unverwechselbaren Eigentümlichkeiten. Das, was für alle Kranken, die an dieser Krankheit leiden, gilt, ist Gegenstand des ärztlichen Handelns, nicht das, was ihm, dem Kranken, ausschließlich und allein zueigen ist. Humanität entsteht hier nicht aus dem Interesse am persönlichen Geschick eines einzelnen Kranken, sondern aus der Absicht, Krankheiten und Krankheit überhaupt zu bekämpfen. Demgegenüber ist das Ethos der Barmherzigkeit privatisiert.» (Bierisch et al. 1992, S. 15). Es gibt jedoch auch Stimmen, die diesen Zustand kritisieren und fordern, daß der Arzt den ganzen Menschen erfasse, im Sinne von Viktor von Weizsäckers Aussage (1927): «Leiden ist eine Seinsweise». Er meint damit, Leiden ist kein Nebenprodukt von Krankheit, sondern ein existentieller Zustand, der den ganzen kranken Menschen erfaßt.

Pflege:
Juchli definiert Leiden: «Schmerz und Leiden sind unausweichlicher Teil des Lebens; kein Tag vergeht, ohne ihnen zu begegnen: oft ist es ein fremder Schmerz, das Leiden eines anderen Menschen, oft mein eigenes. Wir können am Leiden lernen, und wir können lernen, dem Schmerz anders zu begegnen (...). Es ist nicht wahr, niemals, daß Schmerz oder Leid eine Chance ist. Schmerz muß bekämpft und Leiden der Bewältigung zugeführt werden. Wer dies aber zuläßt, wer da hindurchgeht, kann erfahren, worum es bei der Chance geht: die Chance als Möglichkeit, etwas zu lernen, zu gewinnen, durch sie vielleicht sogar zu reifen

und heiler zu werden. In diesem Sinne geht es um einen Weg, der vom je einzelnen Menschen gegangen werden muß! Über einen Weg soll man nicht reden, man muß ihn gehen – ja, man muß ihn gegangen sein, um mehr zu wissen. Schmerz will ergangen sein, um Vergangenheit zu werden. Die Chance liegt im Lernweg, den wir gehen können – oder verweigern. Auch die Verweigerung ist eine Lebensäußerung. Die Freiheit des Menschen liegt in der Wahl und Entscheidung, den Weg so oder so zu gehen.» (Juchli 1994, S. 5). Käppeli unterscheidet in ihrem integrierten Pflegemodell die Krankheit (als das objektive Leiden) eines Patienten und sein subjektives Leiden. Es geht darum, das subjektive Erleben von Leiden des Patienten zu ergründen, damit die Pflegenden in ihrem Berufsalltag sich konkret damit befassen können. «Leiden bzw. dessen Prävention oder Linderung stellen den wesentlichen Inhalt der Pflege dar.» (Käppeli 1993, S. 19).

Leiden ist ein Element des Lebens wie Geburt und Tod. Unterschiede im Umgang mit Leid und im Verständnis, was Leid bedeutet, bestehen nicht nur zwischen verschiedenen Kulturen; sie ergeben sich auch innerhalb einer Gesellschaft für die Angehörigen verschiedener sozialer Klassen oder Schichten oder ethnischer Gruppierungen. Und schlußendlich erlebt jeder Mensch Leiden auf seine individuelle Art.

Wenn Leiden als natürliches Phänomen betrachtet wird, kann es erklärt und bis zu einem gewissen Grade gemeistert werden. Leiden ist ein Teil der Gesundheit, daher gehören Leiden und Gesundheit primär zusammen. Wenn wir das Leiden annehmen, lernen wir, es zu ertragen, und die Erfahrung wird eine positive Ressource im Leben. Allerdings kann menschliches Leiden aus verschiedenen Gründen untolerierbar werden. Leiden kann nicht mehr ertragen werden, es übersteigt die Leidensfähigkeit. Unerträgliches Leiden kann verkrüppeln und eine Entwicklung verhindern. Das bedeutet, daß nur ertragbares Leiden mit Gesundheit und Weiterentwicklung vereinbart werden kann.

Mögliche Ursachen

Der Mensch als soziales Wesen steht in Beziehung

– zu sich selber – Eigenwelt,
– zu den anderen Menschen – Mitwelt,
– zur Welt als Ort des Lebens – Umwelt,
– zu Gott, höherem Wesen etc. – Überwelt. (Juchli 1994).

Innerhalb dieser vier Bereiche kann Leiden begründet sein. Das Empfinden und die Reaktionsweise des Individuums bestimmen die Ausprägung des Leidens.

Eigenwelt

Es können Leiden entstehen, wenn auf der physischen Ebene **Bedürfnisse** unbefriedigt sind: Wenn die menschlichen Grundbedürfnisse, wie essen, trinken, atmen, Ruhe und Schlaf, sich waschen, Kleidung, Bewegung, Sexualität usw. nicht befriedigt werden können, werden seelische Schwierigkeiten ausgelöst (Heim 1989). Wenn die psychischen Bedürfnisse eines Kindes nach Liebe und Anerkennung längerfristig nicht berücksichtigt werden, kann dies tiefgreifende Schädigung zur Folge haben. Das Selbstwertgefühl wird dadurch verwirrt. Manche Menschen lernen so frühzeitig, möglichst wenig mehr zu fühlen. So kann es zu neurotischen oder gar psychotischen Entwicklungen kommen. Die mangelnde Geborgenheit der heutigen Lebenssituation läßt viele Menschen leiden, macht sie unsicher, ängstlich und unter Umständen psychisch und physisch krank (Erni 1991, S. 80).

Jeder Mensch erlebt Enttäuschungen, die uns um so mehr erstaunen, je mehr wir noch illusionäre Erwartungen an das Leben haben. Erni, die Psychotherapeutin, weist auf das Leiden an der eigenen **Persönlichkeit** hin: «Am meisten leiden wir wohl an uns selbst. Unser Narzißmus gebärdet sich oft, wenn wir ein eigenes Versagen von uns selbst zugestehen müssen, noch empfindlicher, als wenn uns ein Mitmensch verletzt oder übervorteilt. Im Versuch, andere zu Sündenböcken zu machen, stets recht haben zu müssen, wird man hart, unfruchtbar. Das Böse muß stets Böses gebären. In der Projektion muß man noch neue Feinde produzieren. Eine der größten Selbstbestrafungsfolgen ist die Isolation. Sich selbst Schwäche, Fehlhandlungen zuzugeben, verhilft zu innerer Wahrhaftigkeit.» (Erni 1991, S. 81). Wenn dies gelingt, konnten wir, wie Jung sagt, die Schatten- und Sonnenseiten unseres Wesens integrieren. Denn «das Minderwertige und selbst das Verwerfliche gehört zu mir und gibt mir Wesenheit und Körper. Wie kann ich wesenhaft sein, ohne einen Schatten zu werfen? Auch das Dunkle gehört zu meiner Ganzheit, und indem ich mir meines Schattens bewußt werde, erlange ich auch die Erinnerung wieder, daß ich ein Mensch bin wie alle anderen. Das Leben in Gegensätzen fordert uns heraus. Es sind schmerzliche Spannungen, wenn wir spüren, daß gerade dort, wo wir lieben, auch Haßgefühle auftauchen können. So müssen wirkliche Werte immer wieder im Leid gereinigt werden; nur so bleiben wir jung. Unserer eigene Beschränktheit bereitet uns selbst und anderen ungewolltes manches Leid. Die Jungsche Typenlehre kann ein hilfreicher Denkansatz sein.» (Erni 1991, S. 41). Erni fordert den einzelnen Menschen auf, Maß zu halten in den Erwartungen, damit Neid und Eifersucht nicht überhand nehmen können und Leid verursachen. «Maßhalten war früher leichter. Die Überfülle von Angeboten, nicht nur im Konsumbereich, auch auf der Leistungsebene und vor allem in den Beziehungen erdrücken und verwirren oft. Dem Menschen ergeht es so, daß er ‹vor lauter Bäumen den Wald nicht mehr sieht›, nicht weiß, wofür er sich entscheiden soll. Ohne es zu merken, gerät mancher Mensch in einen Zugzwang. Er verdirbt sich die eigenen Möglichkeiten durch allzuviele Vergleiche mit solchen, die ‹es noch besser› haben: materiell, beruflich und beziehungsmäßig. Neid und Eifersucht zerfressen die eigene Lebenswelt: Man stellt immer höhere Ansprüche an Partner(in) und Familie, an Arbeitsplatz, Wohnung, Einrichtungen, an Abwechslungen usw. Die Unzufriedenheit wird Dauerzustand. Manchem Zeitgenossen wäre eine ähnliche ‹Kur› zu verschreiben, wie sie der zukünftige Schwiegervater von König Drosselbart seiner Tochter zumutete.» (Erni 1991, S. 69).

Jede **Entwicklungsphase** menschlichen Lebens kennt ihre Krisen. Krise heißt Verzweiflung und Schmerz, denn Krisen sind immer mit Leid verbunden und bedeuten den Übergang zu einer oder Erneuerung für eine andere Lebensphase. Ihre Überwindung führt normalerweise zur Bildung und Stärkung der Persönlichkeit (siehe Pflegekonzept Krise). «Psychische Krisen, die Neuanpassung an veränderte Lebensformen abverlangen, sind Teil der seelischen Entwicklung eines jeden von uns. Die Neuanpassung beginnt mit dem Abstimmen der Beziehung zwischen Mutter und Kleinkind und der Konfrontation mit Anforderungen durch die Außenwelt (Kindergarten, Schule), bevor die Pubertät eine erste biologische Umstellung auslöst. Das Erwachsenenleben beginnt mit der Ablösung vom Elternhaus. Es folgen Berufswahl und erste Berufsbewährung, der Rollenwechsel beim Gründen einer eigenen Familie, die Verpflichtungen den eigenen Kindern gegenüber, mögliche äußere Veränderungen durch Umzug, Wechsel des Arbeitsplatzes, soziale Krisen bis hin zur biologischen Umstellung der Menopause, die Anpassung an die Pensionierung und die Mühsal des Alters. Das Leben ist eigentlich eine Kette von Ereignissen, die immer wieder Anpassung an neue Lebenselemente und Belastungen einschließt.» (Heim 1989, S. 19).

Krankheit ist meist ein persönliches, individuelles Ereignis, gewissermaßen eine private Krise. Wenn Krankheit und Unfall als Schicksal manifest werden, lassen sie uns betroffen verstummen, besonders wenn ihre Konsequenzen tödlichen Charakter haben. Andererseits ist Überleben oft noch schwieriger als Sterben. Es ist ein hoher Anspruch, Jasagen zu lernen zu einem Leben in Abhängigkeit von Maschinen, Betreuung und Überwachung und die eigene Behinderung immer wieder zu akzeptieren.

Geistig behinderte Menschen realisieren nicht im selben Grad das Ausmaß ihrer Beschränktheit. Die Tragik ist trotzdem nicht zu übersehen, die auf ihnen und ihren Familien lastet. (Erni 1991, S. 55)

Eine schwierige Zeit erleben aber auch Menschen, die krank sind, aber nicht wissen, von welcher Krankheit sie betroffen sind. Weigelt (1993) beschreibt in ihrer Arbeit, wie Menschen unter der Ungewißheit leiden.

Mitwelt

Erni schildert Ursachen von Leiden, die in der **Familie** entstehen können, durch Beziehungskrisen, wenn Partner sich auseinander entwickeln. Für Kinder ist es besonders angstmachend, wenn der soziale Rahmen zu wanken beginnt, in dem sie leben (Erni 1991, S. 38). Finanzielle Not kann eine Familie auf eine besondere Art zusammenschweißen. Ebenso auch der Verlust des äußeren Prestiges, der Familienehre, sei es durch Konkurs, sei es durch Versagen eines Familienmitgliedes im privaten oder öffentlichen Leben. Manche Kinder scheinen erstaunlich robust zu sein, wenn es um Bewältigung bloß äußerer Sorgen geht. Allerdings ist es wichtig, daß sie wenigstens an einem Elternteil inneren Halt finden (ebd. S. 59). Tod oder gar Suizid von Angehörigen, Bekannten löst Leiden aus: «Der Tod nahestehender Menschen bringt durch das Verlusterlebnis zunächst Trauer, die durchgearbeitet werden muß. Schöne und schreckliche Erlebnisse müssen nochmals durchgegangen werden: gelebte und verpaßte Möglichkeiten zur Liebe; gegenseitige Offenheit und Blockierung, das Sich-Finden und das vergebliche Sich-Mühen um Nähe und Verständnis, die Entspannung im Sich-Vertrauen und die Wut im Verletzt-worden-Sein, nie angekommene Wünsche, wie das eigene Schuldiggeworden-Sein. Alle Dimensionen verlangen gesehen, gleichsam einverleibt zu werden. Eine magische Angst vor den Toten verhindert oft diese ehrliche Auseinandersetzung. Wer Unangenehmes nur verdrängt, muß mit der Rache des Unbewußten rechnen: irrationale Ängste, Depressionen, Unzufriedenheit, chronische Müdigkeit, Lebensüberdruß.» (Erni 1991, S. 51). «Der Tod eines Kindes oder Partners durch Suizid bleibt für die ganze Familie eine schwere Last. Manche suchen den Weg der Verdrängung, man redet nicht mehr darüber, oder der Verharmlosung. Die unlösbare Frage der Mitschuld bedrängt und findet kaum eine Antwort.» (ebd. S. 55).

«Sozialpsychologen vertreten die Auffassung, daß die **Gesellschaft** nicht nur bestimmt, wer Außenseiter, Straffälliger, Nonkonformist ist, sondern auch, wer mit ihren Regeln konform geht und deshalb mit gesellschaftlicher Anerkennung rechnen darf. Wir alle sind ja laufend einem auf Konformität gerichteten Gruppendruck ausgesetzt. Wer sich an die sozialpolitischen und gesellschaftsethischen Normen anpaßt, hat weniger negative, strafende Sanktionen zu erleiden, er wird mit positiven Sanktionen belohnt.» (Heim 1989, S. 14). Beispiele von Menschengruppen, die oft mit Vorurteilen belastet sind und darunter leiden: Gastarbeiter, Flüchtlinge, Ausländer. Weitere Stigmatisierungen finden wir bei süchtigen Menschen, «Pennern», Abtreibungen, Arbeitslosigkeit und so weiter. Erni beschreibt einige Einflüsse unserer Gesellschaft, die den Lernprozeß um das Leid erschweren:

- Das heutige Lebenstempo zwingt uns vorwärts, so daß nur wenig Zeit bleibt, sich mit dem Leben und dem erlebten Leid tiefer auseinanderzusetzen.
- Die Fülle von Informationen und Eindrücken überschwemmt Seele und Geist. Oft hilft nur eine gewisse Abgestumpftheit, dies alles zu ertragen. Dadurch verliert unser Leben aber an Echtheit und Intensität.
- «Die Manipulation bei der Meinungsbildung bringt für viele Lebenssituationen scheinbar fertige Rezepte auf den Tisch. So leicht gewöhnt man sich daran, andere für sich denken und entscheiden zu lassen. Leidverarbeitung bedarf aber einer eigenständigen Stellungnahme. Klage wird ohne Selbstkritik zu rasch zu Anklage anderer oder mindestens der ungünstigen wirtschaftlichen oder politischen Umstände.» (Erni 1991, S. 22).

Auch bezüglich der Krankheit legt die Gesellschaft ihre Normen fest. Diese sind dem Wandel der Zeit unterworfen. Ebenso hat der sozio-kulturelle Hintergrund einen Einfluß auf die Haltung gegenüber Krankheiten. Erst nach dem 2. Weltkrieg wird erstmals der Versuch unternommen, medizinische Lehre, Krankheit und einzelne Rollenträger gezielt im sozialen Zusammenhang zu untersuchen. Aufgrund von vergleichenden Untersuchungen verschiedener Kulturen wird klar, daß Krankheiten unterschiedliche Akzeptanz finden. Daher gibt es legitime Erkrankungen (z. B. Kopfschmerzen, die in den westlichen Industriekulturen durch Mitgefühl honoriert werden), aber auch Krankheiten, die «nicht sein dürfen» und «sogar selber verschuldet» werden (z. B. durch Rauchen bedingter Krebs, alkoholbedingte Leberzirrhose etc.) Gegen diese Schuldzuschiebung nimmt Beck (1985) vehement Stellung: «Die Krankheit ist eine Ich-Leistung, die auf bewußten und unbewußten Prozessen beruht, die sich am Patienten wie ein Traum oder ein guter Einfall vollziehen. Bei der von Versicherungsträgern gestellten Frage nach der Selbstverschuldung wird meist an bewußte Selbstschädigung (z. B. Suizid, chronischen Alkoholmißbrauch) gedacht. Bei einer Grippe wird die Schuldfrage von der Versicherungsseite nicht gestellt, weil diese Krankheit ein sozial anerkanntes Leiden ist. Anders wäre es, wenn der Selbstheilungsversuch nicht in

Form einer Grippe, sondern einer Heroinsucht oder einer perversen Handlung geschähe. Je nach Gesellschaftsnorm wird dann ein Leidenszustand akzeptiert oder abgelehnt. Wenn man die Schuldfrage beim Auftreten einer Krankheit stellen will, dann muß sie grundsätzlich bei allen Leiden gestellt werden, ohne Rücksicht auf die gesellschaftliche Anerkennung oder Diskriminierung eines Leidens, also sowohl bei der Raucherbronchitis wie bei der Erkältung eines von der Mutter vernachlässigten Kindes oder der Hypertonie eines ehrgeizigen Wissenschaftlers. Es zeigt sich dann, daß jeder Mensch für sein Leiden mitverantwortlich ist, wobei man das Mehr oder Weniger der Selbstverantwortung kaum abwägen kann, da man bewußte und unbewußte Prozesse berücksichtigen müßte.» (Beck 1985, S. 134).

Umwelt

Leid durch die Umwelt kann einerseits durch Natur-Katastrophen verursacht werden, andererseits sind wiederum Menschen, Völker, Politiker Urheber von Leid. Katastrophen erfassen den Menschen oft im Kollektiv. «Krisen durch Katastrophen können Kriegsereignisse, Gefangenschaft, Konzentrationslager, ferner außerordentliche Bedrohungen wie Feuersbrunst, Überfall, Geiselnahme, Vergewaltigung, aber auch Naturereignisse wie Überflutung, Erdbeben oder Lawinen sein.» (Heim 1989, S. 19).

In der Kulturgeschichte war und ist die Ausbeutung ein wesentlicher Aspekt. «Den Vorrechten der einen stehen die Leiden der anderen, der Rechtlosen gegenüber. Religion wurde in manchen Kulturen oft mißbraucht, um die ungerechte Verteilung der Lebensgüter als göttliche Anordnung zu verklären. Jedem war durch Geburt sein Lebensmaß zugeteilt. In dumpfer Selbstverständlichkeit akzeptierte man diese Grenzen, die Tradition heiligte alles. Die Menschenrechte sind noch heute erst daran, von einer bloßen Zielvorstellung in die Realität übergeführt zu werden: Die Habenden richten sich bequem ein und die Hoffnungslosigkeit lähmt auf der anderen Seite den Widerstandswillen. Man findet sich ab mit dem gewohnten Elend oder den Mißständen (...). Heute sind wir beinahe atemlos dabei, wie Rassen, Völker, Arbeitende aus allen Schichten aufbrechen, um alte Vorurteile und damit verbundene Leiden über Bord zu werden. Mögen wir nicht nur Zuschauer bleiben!» (Erni 1991, S. 30).

Überwelt

Juchli ordnet diesem Bereich «die Sinnfrage, Religion, Werden-Sein-Vergehen» zu. Sie definiert den Menschen als geistiges Wesen. Im Geistigen gründet auch die Religiosität des Menschen, die sich in den existentiellen Fragen des Lebens ausdrückt: Woher komme ich? Wohin gehe ich? Was ist mein Leben? Neben dem individuellen Ringen nach dem Lebenssinn geben die vielen Religionskriege zu Leid Anlaß. (1994, S. 503)

Erleben und Bedeutung

Leiden ist eines der großen Mysterien des Lebens. Der Zweck des Leidens ist verbunden mit dem Lebenszweck.

Frankl geht von der Annahme aus, daß Leiden eine Bedeutung hat. Wenn Leiden nicht mehr geheilt oder gelindert werden kann, muß versucht werden, darin einen Sinn zu finden. Er sieht drei mögliche Wertkategorien bezüglich Sinn des Lebens: kreative Werte in jeder Tätigkeit, Erfahrungswerte in der Begegnung mit Menschen und Dingen und Einstellungswerte, die alles verändern können, die ein Leben frei machen und Hoffnung ermöglichen. Unsere Haltung zum Leiden ist sehr wichtig. Jede unüberwindliche Situation bedeutet eine Chance, die höchsten Werte des Lebens, die tiefste Bedeutung des Lebens zu erreichen.

Erni fragt nach dem Ertrag des Leidens: «In materiellen Dingen läßt sich sogar eine Buchhaltung führen, und wir wissen dann auf Franken und Rappen genau, ob es sich gelohnt hat, zu arbeiten, sich zu engagieren, auch zu sparen. Nicht so leicht faßbar ist das Ergebnis in unserem seelischen Leben. Vor allem nicht, wo es um Leid und um Liebe geht. Schon oft ist es uns gelungen, eine leidvolle Situation zu überwinden. Wir empfanden uns dabei freier, mutiger, wie erlöst; vielleicht waren wir auch etwas stolz, eine Krise überwunden, einen Engpaß hinter uns zu haben, um dessen Tücken wir nun wissen. Manchmal kommen wir auch zu Erfolg – aber es bleibt ein gewisser bitterer Rest. Dieser unerledigte Rest plagt uns. Was tun? Sich abfinden, sich einfach trösten, daß alles, was wir Menschen tun und leiden, doch nur Stückwerk sei? Oft im Leben müssen wir uns mit dem Unvollständigen, Halberledigten zufriedengeben. Aber es dürfte nicht nur die Folge eines eigenen bloßen Vermeidens und Verdrängens sein, sonst werden wir nie den inneren Frieden finden. Leid macht nicht automatisch fruchtbarer und reifer.» (Erni 1991, S. 153).

Daß Leid nicht automatisch fruchtbar macht, nimmt Sölle auf. Sie kritisiert die Normen der Gesellschaft, die mit Leid möglichst nicht konfrontiert werden will.

Sie fragt: «Was wird aus einer Gesellschaft, in der die als unerträglich erkannte Ehe rasch und glatt gelöst wird, in der nach der Ehescheidung keine Narben bleiben, in der die Trauerzeiten vernünftig kurz sind, in der die Behinderten und Kranken schnell aus dem Hause und die Toten schnell aus dem Gedächtnis kommen? – Aus Leiden wird nichts gelernt und ist nichts zu lernen.» (Sölle in Erni 1991, S. 52).

Verschiedene **Religionen** geben dem Leiden unterschiedliche Bedeutung. Im Alten Testament wird Leiden und Tod als Konsequenz des Abfallens von Gott und des Brechens mit Gott erachtet. Leiden ist Folge davon. Das Buch Hiob ist die älteste Beschreibung über Leiden, es wurde oft analysiert und interpretiert. In Jungs Antworten an Hiob wird nach einer rationalen Erklärung für Hiobs Leiden gesucht. Hiob überwindet sein Leiden und findet das Glück dank seinem festen Glauben an Gott. Im Neuen Testament leidet Christus, der einen Sinn darin gesehen hat. Er lindert das Leiden von Leuten. So kann Liebe Leiden überwinden. Erleben und Bedeutung von Leid wird durch den jeweiligen Zeitgeist geprägt.

Der Weg des Leidens ist für jedes **Individuum** anders. Der Leidende ist immer allein. Leiden erscheint ihm als unausweichliches Schicksal, von der ersten zerbrochenen Liebesbeziehung bis zur Begegnung mit dem Tod. Leiderfahrung ist ein Anruf an den ganzen Menschen. «Körperlich, seelisch und geistig fühlen wir uns davon erschüttert und in Frage gestellt. Wir sind total angerufen, wenn großes Leid über uns kommt. Alles scheint zu wanken: Ich spüre keinen Boden mehr unter den Füßen, ich hänge wie über einem Abgrund. Ich fühle mich wie eingezwängt in der Schraube, überall nur Druck, ich vermag kaum mehr zu atmen. Mein Denken ist blockiert: Stets kommen mir die gleichen Fragen. Ich gleiche einer Grammophonplatte, die in der gleichen Rille gedreht wird, aber es bringt nichts. Wie ein Film läuft alles ab, besonders nachts, wenn ich schlafen sollte. Ich fühle mich matt, wie ohne Schwung. Meine Gefühle sind wie gelähmt; vieles ärgert mich ganz unrealistisch, anderes langweilt mich, nichts macht mir mehr Freude. Ich ertappe mich bei seltsamen Übersprunghandlungen; unnötig mühe ich mich ab und lasse daneben Notwendiges liegen. Ich komme mir dabei vor wie ein Computer, der falsch eingestellt ist. Das Leben kann grauenhaft sinnlos sein; mein sogenannter Glaube ist nirgends mehr zu spüren ..., und wenn es noch einen Gott gäbe, er scheint uns vergessen zu haben.» (Erni 1991, S. 15).

In 13 Diplomarbeiten befaßten sich Pflegeexpertinnen der höheren Fachausbildung in Pflege, Stufe 2, mit Lebenssituationen von Menschen innerhalb und außerhalb Institutionen des Gesundheitswesens. Käppeli (1992) analysiert die Arbeiten zum Thema «Bedeutung von Leiden». Sie fragt u. a. nach der Bedeutung für das Sein der Person, für das Befinden, und welchen Sinn sie darin sieht. Das eigene Sein beinhaltet die beiden Subkonzepte «Identität und Integrität der Person». Beide werden durch Leiden beeinflußt, bedroht, verändert. Mit der Frage «Wie fühlt sich die Person?» wird nach dem Befinden geforscht. Die Palette von Gefühlen ist sehr breit. Von «Überforderung, Trauer, Mutlosigkeit, Angst, Ungewißheit» zur «Langeweile» und auch «Bereicherung» wird alles erlebt. Die Frage nach dem Sinn wird mit «Sinnlosigkeit» oder verschiedenen «Deutungen» beantwortet (Käppeli 1992, S. 14). Als Schlußfolgerung werden folgende Merkmale erlebten Leidens aufgeführt (ebd. S. 16):

- Leiden ist vielfältig. Leiden birgt fast unbegrenzt viele Formen des Erlebens in sich. Interpretationen von Situationen und Reaktionen auf Erfahrungen sind gebunden an die Biographie jedes einzelnen Menschen. Vielfalt bedeutet einerseits ein gleichzeitiges Vorhandensein einer enormen Spannweite von Erlebensformen und von Veränderungen des Befindens. Zusätzlich verkomplizieren Ambivalenz und Widersprüchlichkeiten der Gefühle und Gedanken zeitweise die Situation eines Menschen.
- Leiden ist prozeßhaft. Die Belastungen, unter denen die Menschen leiden, existieren prozeßhaft. Wenn Individuen zum ersten Mal mit einem Ereignis (Geburt, Operation, Eintritt ins Pflegeheim) konfrontiert werden, erleben sie gewisse Gefühle sehr intensiv. Nach und nach verblassen diese wieder, aber in Zukunft werden sie als Teil der Erfahrungsbiographie eines Menschen, mindestens als Erinnerungen, vorhanden bleiben.
- Das Erleben von Leiden entwickelt sich auch in nicht-linearer Ordnung. Prozesse, die mit Leiden zu tun haben (Veränderungen, besondere Lebenssituationen, Verlusterlebnisse, Lebens- und Übergangsphasen) beinhalten meist Rollenwechsel. Sie sind verbunden mit Suchen, mit Irrtümern, Unregelmäßigkeiten und Rückfällen. Besserungen oder Verschlechterungen des subjektiven Befindens und von objektiven Zuständen sind verbunden mit für Außenstehende scheinbar Unlogischem, mit Überraschungen und mit Instabilität.
- Das Erleben von Leiden ist auch irrational. Veränderungen des Befindens eines Menschen sind, neben seinem Lebensmuster und -rhythmus, einer Vielfalt von unsichtbaren Einflüssen ausgesetzt. Entwicklungen im Prozeß des subjektiven Erlebens (Stimmungsschwankungen) sind oft wahrnehmbar, aber nicht immer erklärbar. Ein Teil des Verhaltens eines leidenden Menschen oder seiner Entscheidungen scheint immer irrational, unverständlich und vielleicht unvernünftig für Außenstehende.
- Leiden ist dynamisch. Die Dynamik ergibt sich einerseits aus der Vielfalt des Erlebens und der Bedeutungen, die Menschen ihrem Leiden beimessen. Andererseits entwickelt sich die Dynamik daraus, daß die Gefühle, Gedanken und Stimmungen, die den Menschen beschäftigen, interagieren (z. B. Schmerz be-

einflußt Schlaf und umgekehrt, Sinnfindung prägt Bewältigung etc.). Die Dynamik, die inhärent ist im Erleben des Leidens, löst auch Bewegung aus im Kreis der Angehörigen, des sozialen Systems eines Menschen.

Für Beck kann körperliche **Krankheit** folgende Bedeutung haben: Körperkrankheit führt zur emotionalen Ich-Erweiterung, sie dient zur inneren Verlustverarbeitung, sie ist Sühne bei Gewissenskonflikten, und Körperkrankheit hilft zur narzißtischen Reparation bei seelischen Verletzungen». Manch ein Krankheitsschicksal läßt sich besser verstehen, wenn man es zunächst einmal unter dem Aspekt der Selbstheilung betrachtet. Beck betont jedoch, daß nicht jede Körperkrankheit ein seelischer Selbstheilungsversuch ist. Der lebensgeschichtliche Stellenwert des Leidens kann eine ganz andere Bedeutung haben. Eine Krankheit kann der Beginn des erwarteten Lebensendes sein. Kübler-Ross sagt, «... daß Krankheit nicht unbedingt von einem negativen Standpunkt aus bewertet werden muß, sondern daß sie manchmal ein wichtiger Zeitabschnitt im Leben eines Menschen sein kann – eine Zeit, in der man seelische Leiden heilen kann, eine Zeit der Ruhe und Besinnung, eine Zeit, in der man neue, weniger zerstörerische Wege finden kann, und auch eine Zeit seelischen Wachstums.» (Beck 1985, S. 163).

Käppeli befragt Patienten, die an Krebs erkrankt sind, wie sie die Krankheit und deren Umstände bewältigen. In einer unveröffentlichten Seminararbeit analysiert sie die «Deutung des Krebsleidens durch die Kranken». Die meisten der befragten Männer und Frauen fragen sich, warum sie Krebs haben, und Personen, die außerordentlich viel gelitten haben, fragen, wann es endlich genug sei. Die warum-wozu-Frage teilt die Erkrankten in zwei Gruppen. Die einen erklären die Ursache kausal. Sie suchen Erklärungen im biomedizinischen, im sozialmedizinischen, im psychosomatischen Bereich oder im Bereich der Umweltmedizin. Die anderen fragen nach Sinn, Zweck, Bedeutung. Sie versuchen die Krankheit zu verstehen. «Sie begeben sich damit in den Bereich des Philosophisch-Religiösen. Sie haben die Möglichkeit, Antworten auf ihre Fragen zu erhalten (von Gott) oder sie sich selbst zu geben. Im Unterschied zu den medizinisch Orientierten übergeben sie die Verantwortung für die Erklärung nicht einer beruflichen Autorität. Sie können ihre Antworten auch offen halten und immer wieder modifizieren.» (Käppeli 1996, S. 1).

> «Die Deutungen der Kranken sind Konstrukte und es scheint, daß sie so aufgebaut werden, daß sie funktionell sind, d. h. normalerweise, daß sie die Bewältigung erleichtern. Das Gegenteil wird z. T. explizit verworfen, indem die Kranken sagen, man darf sich nicht selbst beschuldigen, oder indem Ärzte versuchen, die Kranken vom Deuten und Deuteln abzuhalten. Die Kranken können mit einer Auswahl von Deutungen leben. Verschiedene Motive werden nicht notwendigerweise vermischt, oder sie werden vermischt, obwohl sie logisch nicht vereinbar sind. Widersprüchliche Motive bestehen nebeneinander, ohne sich zu stören.» (ebd. S. 14)

Verhalten und Erscheinungsformen

Stufen des Leidbewältigungsprozesses

Kesselring (1987) beschreibt in der Arbeit «Krebs», wie Menschen mit ihrer Krebserkrankung umgehen. Sie erwähnt wie Kast u. a. die Phasen «verleugnen, aufgeben, resignieren, annehmen, integrieren». Meist ist der Ablauf der Phasen nicht linear aufeinanderfolgend. Nach erstem Schock und Verleugnung bricht eines Tages die Realität durch. Meist wird dies erlebt als ein Hin- und Hergerissensein zwischen Widersprüchen: Hoffnung neben Verzweiflung, Auflehnung neben Resignation.

> «Am erschütterndsten habe ich diese Phase erlebt in der Begleitung zum Sterben bei einer noch jungen Mutter. Ihre nur fragmentarischen Agendanotizen zeugen von inneren Kämpfen zwischen Zorn, Auflehnung und Ergebung;
>
>> *Es hat mich erwischt – es ist endgültig.*
>> *Warum gerade ich?! Das Leben ist so schön – für mich soll es zuende sein!*
>> *Der gepeinigte Leib – früher wußte ich nicht, was das heißt.*
>> *Wo stehe ich? ja, nein – nein, nein, nein, ja –*
>> *Die Bäume, diese verfluchten Bäume! Sie werden im nächsten Frühling wieder blühen – und ich?*
>> *Meine Kinder und X (ihr Mann) – wie werden sie es bewältigen?*
>> *Friede ganz tief innen – kostbar. Ob er mir bleibt?*
>> *Nichts mehr – in Gott fallen – (Letzte Eintragung)*
>
> Hier ziemt nur Schweigen. Die höchst Stufe der Leiderfahrung ist das Akzeptieren, das je nach Situation weiteren Kampf oder Ergebung erfordert. Wir können dem Leid im letzten nie ausweichen. Entweder erleben wir es als sinnvoll oder wir verhärten uns in ohnmächtigem Protest.
> Akzeptieren heißt nicht kapitulieren, sondern es wagen, die volle Realität zu sehen mit allen ihren Auswirkungen. Dies gilt für die Annahme des Todes wie für Schicksalsschläge,

> die z. B. Dauer-Invalidität zur Folge haben, für Beziehungen, die um der anderen willen neu geregelt werden müssen, oder für Besitzverhältnisse, für die jetzt plötzlich gute Lösungen gefunden werden. Weil der Verantwortliche nun innerlich frei ist, strömen ihm viele neue Kräfte zu.» (Erni 1991, S. 157)

Es gibt aber auch Situationen, die als hoffnungslos erlebt werden. Man kann sich im Leid verirren, sich verstricken im Negativen bis zur totalen Selbstentwertung, ja bis zum Suizid in Verzweiflung über sein Schicksal.

Kulturelle Prägung des Krankheitsverhaltens

Beck beschreibt, wie das Krankheitsverhalten geprägt wird und welche Konsequenzen in einer multikulturellen Gesellschaft entstehen können. Für die Pflegenden ist es wichtig zu wissen, wie die kulturellen Gegebenheiten sind, die Sitten und Gebräuche einer Gesellschaft, die Normen, um den Patienten entsprechend begegnen zu können.

Heim berichtet von einer Forschungsarbeit, die bei verschiedenen ethnischen Gruppen New Yorks untersucht hat, wie sie auf Schmerzen reagieren. Im Vergleich zu den «old americans» wird beschrieben, «daß die Patienten jüdischer und italienischer Herkunft zur Übertreibung ihrer Schmerzen neigten, während die eingesessenen Yankees gefaßter und objektiver wirkten und von den irischen Patienten Schmerzen sogar dort negiert wurden, wo sie an sich bestehen sollten. Interessant ist nun, daß das vordergründig identische Verhalten der italienischen und jüdischen Patienten kulturell recht unterschiedliche Erklärungen findet. Während den Italienern besonders an Schmerzlinderung gelegen war und sie sich zufriedengaben, sobald die Schmerzen verschwunden waren, nahmen jüdische Patienten nur widerstrebend Schmerzmittel an. Sie waren vielmehr bemüht zu erfahren, was die Erklärung und Bedeutung ihrer Schmerzen sei und welche Folge die Beschwerden für das künftige Wohlbefinden wohl hätten.» (1989, S. 44).

Diese kulturellen Unterschiede beziehen sich nicht nur auf Schmerzreaktion, sondern ebenso auf die Einstellung zur Krankheit, zum Leiden.

Prägung des individuellen Verhaltens im Umgang mit Leid

Wie wir mit Leid umgehen, an leidvolle Situationen herantreten, hängt von verschiedenen Faktoren ab: von Charakterstrukturen, von angelernten Modellen, von gesellschaftlichen Normen. Die ererbten Charakterstrukturen machen uns gewisse Reaktionen leicht oder auch besonders schwer, so daß wir gerne ausweichen.

Die angelernten Modelle des Konfliktlösungsverhaltens entstehen meistens im Elternhaus. In groben Zügen erlernen die meisten Menschen ein Konfliktverhalten, das von den Lebensanschauungen ihrer Eltern geprägt ist. Die Transaktionsanalyse spricht von «Rollenbüchern», die wie eingeschliffene Reaktionsbahnen darauf warten, sich wieder in Szene setzen zu können (Erni 1991, S. 76). «Es ist nämlich bekannt, daß der einzelne dazu neigt, beliebige Krisen immer wieder ähnlich, mit ihm vertrauten inneren Verarbeitungsformen und Reaktionen, zu bewältigen, unabhängig davon, was der Krisenanlaß war.» (Heim 1989, S. 19).

Das Verhalten im Umgang mit Leid wird durch gesellschaftliche Normen geprägt. Man kann dem Leiden entfliehen. Welches sind Auswege, durch die der Mensch von heute dem Leiden zu entfliehen sucht?

Kant sagt einmal über die Suchtmittel, daß sie «dazu dienen, dem Menschen die Last, die ursprünglich im Leben zu liegen scheint, vergessen zu machen». Suchtmittel, in welcher Form man sie auch wählt, sind scheinbare Notausgänge für viele leidende Menschen. Neben den allgemein häufig genannten und allseitig akzeptierten Süchten nennt Stern (1974, S. 176 ff.) viele andere Suchtarten: Klatschsucht, Streitsucht, Ehrsucht, Putzsucht, Reisesucht, Arbeitssucht, Kinosucht, Televisionssucht, Radiosucht etc.

Leid reduzieren ermöglicht uns auch die Haltung der heutigen Gesellschaft: «Dem Leid gegenüber bestehen viele Versuche, es zu reduzieren, vor allem für sich selbst. Zerrbilder antiker Philosophen stehen zum Teil hinter heutigen Lebenseinstellungen: In degenerierender Form wird Apathie heute mißverstanden als Weigerung, vom Leiden Kenntnis zu nehmen, ja das Recht zu beanspruchen, leidlos leben zu können, weil man sich zum voraus abschirmt vor dem Leben, teilnahmslos, cool zu bleiben, in vornehmer Distanz denen gegenüber, die es nicht geschafft haben. Man kann sie leise verachten, denn wahrscheinlich sind sie selber schuld. Apathische Menschen nehmen weder sich selbst noch andere richtig wahr. Wer sich dem Leiden verschließt, zerstört bald auch jede Freude. Die Sensibilität beidem gegenüber stirbt dahin. Langeweile und Leere werden immer dominanter. Höchstens Nervenkitzel, Betäubung in Süchten vermögen Abwechslung in den Alltag zu bringen. In dieser narzißtischen Depression verödet das Leben: Man ist nicht traurig (das wäre Leben!), man versteinert in der eigenen Herzenshärte. Der Hedonismus heute entbehrt häufig der geistigen Vertiefung. Das Lustprinzip wird aus dem Lebensganzen herausgelöst, die Zusammenhänge mit geistigen und sozialen Werten werden übersehen. Hauptsache: Es macht Spaß! Es fehlt die Geduld des ruhigen Wachsenlassens, man will vorschnell Früchte pflücken, kaum daß man sie gepflanzt hat. Die Raffgier drängt zum Haben, zum Konsumieren – und wie bald melden sich Überdruß und Ekel. Also, weg damit, etwas anderes, Besseres muß her! Die Spirale dreht sich in sinnloser Wiederholung.» (Erni 1991, S. 22).

Individuelles Verhalten im Umgang mit Leid

Käppeli (1992) beschreibt verschiedene Verhaltensweisen:

«Wie geht die Person um mit dem Leiden?»
- Gelassenheit: Anpassung im Verhalten, sich abfinden, es geht auch so, Leid annehmen
- geschehenlassen: Fatalismus, Passivität
- hin- und hergerissen sein/Ambivalenz
- wehklagen: weinen, jammern
- Verdrängung: abwehren/vermeiden, über den Verlust zu sprechen/alles vergessen müssen
- herunterspielen: es hat keinen Wert, sich Sorgen zu machen
- Auflehnung: nicht akzeptieren des Verlustes, hadern, sich wehren, sich zurückziehen
- Hoffnung: hoffen auf verschiedene Dinge
- Enttäuschung: Verlust von Vorstellung über das Alter
- sich ablenken: leben in der Erinnerung
- krank werden
- nach einer Erklärung suchen: Bedürfnis nach Klärung, Schuldzuweisung, Ursache
- identifizieren
- tapfer sein: Haltung bewahren, Last ertragen, sich aufraffen, sich zusammenreißen müssen
- glauben/vertrauen: Glaube an überirdische Kraft/an Gott, Vertrauen in den Glauben
- Zuwendung suchen und annehmen
- abwägen: mit anderen vergleichen: anderen geht es noch schlechter, Relativierung bestimmter Werte, «wenigstens lebe ich noch»
- eigenen Beitrag zur Problemlösung leisten: ich muß viel trainieren

«Welche Entwicklung findet statt bei der Person?»
- lernen: sich selbst kennenlernen, Hilflosigkeit überwinden, verändern der Lebenseinstellung

- Zukunftsperspektiven: sich freuen auf das Sterben, Vorsätze umsetzen
- Ziele/Hoffnungen haben
- Herausforderung annehmen
- Verantwortung übernehmen
- Erfahrungen weitergeben/neue Aufgaben annehmen

«Wie wirkt sich Leiden aus auf die Bemühungen einer Person?»
- gezeichnet sein: sich schämen, Angst vor Reaktionen im Umfeld
- nicht verstanden werden: nicht ernst genommen werden
- Ausschluß aus der Gemeinschaft: Freunde ziehen sich zurück
- eine Belastung sein für andere: zur Last fallen, Beziehungen belasten
- Trennung: Verlust von nahestehenden Personen
- Skepsis und Mißtrauen
- sich gestört fühlen von der Umwelt

«Wie wirkt sich Leiden aus auf den praktischen Alltag?»
- Leistungseinschränkung: Mühseligkeit des Alltags, Bewegungseinschränkung
- Verlust von Vitalität, Langsamkeit
- praktische Veränderungen: angebunden sein/an Ort gefesselt sein, Verlust von Wohnung/Haus und materiellen Gütern, keine großen Veränderungen, Veränderungen der Freizeitgestaltung, der Lebensgewohnheiten, der Arbeitssituation, Unsicherheit
- auf Hilfe angewiesen sein
- Anliegen im Alltag: alltägliche Interessen pflegen

(ebd. S. 15).

Interventionen

Die Krankenschwester hat die Aufgabe, «dem ihr anvertrauten Menschen beizustehen in seiner Bemühung um Gesundheit und in seiner Auseinandersetzung mit Krankheit, Schmerz, Leiden und Sterben (...). Sie tritt in eine Beziehung zum Patienten und erfährt von ihm, was er in seiner momentanen Situation braucht.» (Meier 1985, S. 21).

Gogl befragt alte Menschen und ihre Angehörigen, was sie brauchen, um Leiden wie Verzweiflung, Angst, Abhängigkeit besser zu ertragen:

- Die Schwester hat sich Zeit für mich genommen.
- Man hat mir geglaubt.
- Es wurde mir zugehört.

- Man ist bei der Mutter geblieben, hat ihr die Hand gehalten.
- Sie hat nichts gesagt, sich nur zu mir ans Bett gesetzt, sie ist einfach geblieben.
- Sie zeigten Verständnis für die Vergeßlichkeit des Vaters.
- Die Mutter ließ zum Schluß dauernd Urin unter sich, weigerte sich aber, Einlagen zu tragen. Es war unerhört wohltuend zu sehen, wie taktvoll die Pflegenden damit umgingen.

Es sind die kleinen Sachen, ein Wort, ein lieber Blick, die so viel helfen.

> «Natürlich handelt es sich bei den angeführten Verhaltensweisen nur auf den ersten Blick um ‹kleine Sachen›. Wenn pflegerisches Vorgehen sich an der momentanen Lebenssituation des Leidenden orientiert, den Leidenden mit seiner ganzen Lebensgeschichte in den Mittelpunkt ihres Tuns stellt, werden daraus komplexe Handlungen, welche eine hochentwickelte Pflegearbeit darstellen.» (ebd. 1996, S. 11)

Käppeli schreibt, daß die Pflege mit der Komplexität der Situation der Patienten, ihrem Erleben und ihren Reaktionen nur dann umgehen kann, wenn Pflegende:

- überzeugt sind von der Bedeutung der Pflege für die Bewältigung von Leiden
- eine eindeutige berufliche Identität haben, die ihnen erlaubt, die Verantwortung für ihr Handeln zu übernehmen
- bereit und kompetent sind, sich auf das Leiden der Patientinnen und Patienten einzulassen, fähig und willig sind, eine zwischenmenschliche Verbindlichkeit herzustellen, welche es den Patientinnen und Patienten erlaubt, sich mitzuteilen
- umfassendes fachspezifisches Wissen haben
- analytische Fähigkeiten besitzen
- Probleme kreativ lösen
- weniger Anspruch erheben auf totale Kontrolle
- mehr «Unordnung» aushalten können
- sich wohl fühlen ohne enge organisatorische und Führungsstrukturen
- umgehen können mit großem Denk-, Entscheidungs- und Handlungsspielraum (ebd. 1992, S. 20).

Aus den obengenannten Fähigkeiten möchte ich die zwei Aspekte «Bewußtheit über eigene Werthaltungen und Einstellungen» und «Beziehungen eingehen» ausführlicher besprechen:

Bewußtheit über eigene Werthaltungen und Einstellungen

Die eigene Lebensauffassung und der daraus erwachsende Lebensstil, die Haltung und Einstellung dem Leben gegenüber, die eigene Philosophie vom Sinn des Lebens, Leidens und der Vergänglichkeit muß man kennen und sich damit auseinandersetzen, um bewußt pflegen zu können.

Das eigene Gewordensein – Sozialisation und Biographie, Botschaften, die sich fixiert haben: Sei nicht wehleidig! Weine nicht! Sei tapfer!, die eigenen Schmerzerfahrungen und die damit zusammenhängenden Reaktionen unserer Umwelt – akzeptierend oder ablehnend, müssen als Grundlagen des Verhaltens beachtet werden im Umgang mit leidenden Menschen.

Beck (1985) warnt vor Beurteilung und Stigmatisierung von Patienten, die sich «in die Krankheit flüchten». Er meint, daß dieser Gedanke bei den Betreuern oft dann aufkommt, wenn es sich um unangenehme und anspruchsvolle Patienten handelt, die den eigenen Heilungserwartungen nicht entsprechen und trotz allem Bemühen der Therapeuten krank bleiben (S. 134).

Für Berufspersonen kommt die berufliche Sozialisation dazu: die Stellung von Schmerz und Leiden im Ausbildungsprogramm der Lehrpersonen, das, was sie explizit, aber auch implizit vermittelt haben, sowie die praktischen Erfahrungen mit leidenden Menschen, ihre Begleitung und Pflege. Das Begleiten von leidenden Menschen stellt hohe Ansprüche an die Pflegenden, da eigene Erwartungen und oft auch die der Patienten, auf schnelle Heilung und Lösung hoffen.

Diese Hoffnungen bestehen oft im Gegensatz zur Realität: «Das Schwache, Negative und Kranke wird als etwas Vorübergehendes betrachtet, das mit zunehmender medizinischer Forschung und technischer Entwicklung ganz behebbar werden soll. Mit Hilfe einer Allmachtsillusion wird die tatsächliche Ohnmacht verschleiert. Latente Ewigkeitsillusionen sollen uns den Schock der Vergänglichkeit ersparen. In der Krankheit und im Sterben, in der Begegnung mit dem leidenden Menschen und seinen Angehörigen wird unsere Ohnmacht aber besonders manifest.» (Beck 1985, ab S. 151)

Pflegende müssen sich auch immer wieder mit der Art ihres «Helfens» auseinandersetzen: «Es bedarf beider Arten des Helfens: Warmes Mitgefühl für den leidenden Mitmenschen wie klare Überzeugung in der Notwendigkeit des Helfens. Im Reifungsprozeß des Lebens werden uns schrittweise Stärke und Schwäche unserer Haltung als Helfer bewußt gemacht. Können wir zurücktreten, wenn man uns nicht mehr braucht – oder wenn andere sich als noch bessere Hilfe anbieten? Wie steht es um unsere Dankbarkeitserwartungen? Hat unser Helfen ein gesundes Maß? Können wir auch nein sagen? Halten sich Selbstliebe und Nächstenliebe die Waage? Wer zu viel von eigenen Opfern und Verzichten redet, müßte sich schon fragen, ob er nicht auf die schiefe Ebene der ‹Hilflosen Helfer› geraten ist.» (Erni 1991, S. 119)

Die eigene Konstitution und die individuelle Toleranzgrenze, auch das momentane Befinden: Sowohl die innere Gestimmtheit wie die äußere Befindlichkeit beeinflussen die Begegnung mit Patienten und Angehörigen. Erni (1991) ruft einfache Grundregeln ins Bewußtsein, «die in jeder Hilfesituation mittragen. Theoretisch ist man damit einverstanden, aber in der Eile des praktischen Alltags können sie überrannt werden – wohlverstanden ohne bösen Willen; man ist nur gedankenlos, unsensibel. Nur schon um eine Auskunft zu erhalten, kommt man oft nicht um die Erfahrung herum, daß der Beamte seine Machtstellung genießt: Man läßt unnötig warten, plaudert noch mit den Kollegen, obwohl bereits mehrere Personen vor dem Schalter anstehen (...). Wie ganz anders für uns, wenn wir Menschen begegnen dürfen, die selbstverständlich, ja sogar freundlich uns einen Dienst erweisen, die auch einem unbeholfen Fragenden taktvoll auf die Spur helfen. Respekt vor jedem Menschen, der uns braucht, müßte bei jeder Begegnung spürbar sein, sei es ein Kind, ein geistig Behinderter oder ein sogenannter ‹ebenbürtiger Mensch›. Unser Vorsprung im Wissen oder Können verpflichtet uns zum Dienst; wir selbst sind auch auf andere angewiesen in vielen Situationen.» (ebd. S. 121).

Beziehung eingehen

Die Pflegenden benötigen neben dem Wissen in Medizin-Technik und Behandlungspflege ein großes Wissen über das Menschsein und Eigenschaften, die menschliche Beziehung zu fördern.

Rogers (1973) definiert folgende Bedingungen, damit eine Beziehung stattfinden kann, die dem Gegenüber Entfaltung, Veränderung und persönliche Entwicklung ermöglicht:

– Echtsein in der Beziehung.
– das Kennen eigener Gefühle, das Dazu-Stehen und die Bereitschaft, sie auszudrücken.
– Anerkennen des anderen als Person von bedingungslosem Selbstwert.
– Verstehen der Gedanken und Gefühle des anderen, als ob man sie mit eigenen Augen wahrnehmen würde.
– über den anderen nicht urteilen und ihn nicht bewerten.

Käppeli (1988) bezeichnet eine der vier Komponenten der Pflegepraxis, die persönliche pflegerische Beziehung zwischen Patient und Pflegender. Diese Beziehung beeinflußt, wie der Gepflegte seine Situation erlebt und wie er damit umgeht. Sie macht Pflege mehr oder weniger wirksam und angenehm. Diese einzigartige Beziehung ermöglicht pflegerisches Handeln und ist Zweck, indem allein das Vorhandensein eines Menschen, der sich sorgt, das Leben eines Leidenden erleichtern kann.

> «Um anderen Menschen ehrliche (echte) Anwesenheit anzubieten, muß eine Pflegeperson daran glauben, daß eine solche Gegenwart wertvoll ist und eine Situation beeinflußt. Versteht eine Pflegeperson Anwesendsein als einen Wert, so wird sie dies dementsprechend in den Pflegesituationen anbieten.» (Käppeli 1993, S. 16).

Holenstein et al. (1995) befaßten sich in einer Untersuchung mit dem Thema «Sich sorgen für andere». Während bis heute ein «sich sorgendes Verhalten» der Pflegenden für die Patienten von dem Willen und der Begabung der einzelnen Pflegekraft abhing, ist es heute ein Anteil professionellen Handelns. Durch Befragen von erfahrenen Pflegenden kristallisierten sie zehn Bereiche heraus: «Sich sorgen für andere» zeigt sich im Interesse, jemanden kennenlernen zu wollen; in der Bereitschaft zuzuhören, sich mitzuteilen und sich auf jemanden oder etwas einzulassen. «Sich sorgen für andere» drückt sich aus in Hoffnung haben und Hoffnung geben; in Bescheidenheit; dadurch, daß man Vertrauen schenkt und sich selber, aber auch anderen etwas zutraut. Es wird spürbar in der Fähigkeit, sich einzufühlen in die Erlebniswelt des anderen; im Mutig-, Ehrlich- und Geduldigsein.

Etwas vom Intensivsten in der pflegerischen Beziehung entsteht, wenn von Mensch zu Mensch ein Austausch beginnt. Gespräche führen, Da-Sein für den Patienten sind wesentliche Aspekte einer pflegerischen Beziehung (siehe dazu auch Literatur zu Pflegeanamnese, Pflegediagnose). Tschudin (1990) schreibt in ihrem Buch «Helfen im Gespräch», daß dem leidenden Menschen mit Mut und Respekt zu begegnen sei. Dabei bedingt der Respekt für jemanden anderes auch Respekt gegenüber sich selber.

Ein Gespräch kann nur dann zu einem Ziel führen, wenn das Gegenüber sich akzeptiert fühlt und wir aus dieser Haltung heraus für den anderen offen sind. Gespräche dienen dazu, Situationen zu erläutern. Sie dienen einerseits zur Information des Zuhörers, aber ebenso sehr dem Erzählenden selber, der während des Erzählens Zusammenhänge erkennen und Klärungen finden kann für seine Situation.

Mit leidenden Menschen zu sprechen bedeutet, daß man sich Zeit läßt. Oft braucht es viel Geduld und Ausharren beim Begleiten eines Menschen. Es ist notwendig, daß der Zuhörer wirklich zuhört, den Erzählenden nicht mit «Ratschlägen» überhäuft (auch Ratschläge sind Schläge). Erni sagt, daß das Konzept des Heilungsprozesses oft im Leidenden selbst vorhanden ist, es muß nicht von außen aufgestülpt werden. Die Aufgabe des Begleitens liegt darin, sich dem Prozeß anzupassen und warten zu können, bis der Betroffene selber den Weg erkennt.

Leider erlebe ich im Berufsalltag immer wieder, daß Pflegende bestrebt sind, das Gespräch so zu führen, daß der Kranke letztlich nicht verletzt wird. Sie gehen mit Zurückhaltung auf den Bericht ein, den der Kranke über das Kranksein und seine Krankheit abgibt. Diese Zurückhaltung wird den Kranken verletzen, wenn er über das Kranksein und die Krankheit mit den Pflegenden reden will und sie dann ausweichen oder die brennenden Fragen nach Leben und Tod mit einem bagatellisierenden Optimismus beantworten, an den auch sie selber nicht glauben.

Der Leidende stößt oft auf Unverständnis. «Oft auch beim Arzt. Nicht nur, weil dieser nicht selten mit Unehrlichkeit belastete Leichtherzigkeit dem Ernst vorzieht, sondern auch, weil er sich mit dem ärztlichen Vokabular wappnet, das für den Kranken oft unverständlich ist. Statt daß er mit dem Betroffenen über Kranksein und Krankheit in aller Offenheit redet, vertröstet er ihn mit Medikamenten, die wohlbemerkt das Leiden lindern, aber das Kranksein und die Krankheit nicht immer heilen und verhindern. Wer aber dem Kranken das Recht verweigert, über das Kranksein und die Krankheit nachzudenken, verweigert ihm in Wirklichkeit das Recht, sein Leben als Ganzes zu sehen und zu erfahren.» (Kostadinov 1990, S. 12)

Was für den Arzt gesagt wurde, kann auch auf Pflegende zutreffen. Wir müssen uns bewußt sein, wie wir uns verhalten, wie wir sprechen, damit wir dem leidenden Menschen in seinem Prozeß nicht zusätzlich im Weg stehen.

«Hinhorchen lernen auf das Leid der anderen,
es respektieren,
ohne es in den Griff
bekommen zu wollen:
Leid ist ein Geheimnis.
Es läßt sich nicht reduzieren
auf wichtige und weniger wichtige Faktoren.
Leid verwundet –
es trägt aber auch den Schlüssel
zur Heilung in sich.» (Erni 1991, S. 8)

Konsequenzen für die Pflege

Ein Grundsatz von Watzlawicks Kommunikationslehre heißt: Man kann nicht nicht kommunizieren. Analog dazu gilt: Auf Menschen kann man psychosozial nicht nicht reagieren! Offen bleibt einzig, wie und mit welchen innerpsychischen, verhaltensmäßigen oder sozialen Reaktionsmustern geantwortet wird. Aus dieser Aussage wird klar, daß die Pflegenden die Leidenszustände der Patienten aufnehmen. Sterben, Leiden, sich hilflos fühlen, nichts tun können – mit diesen Situationen und Emotionen muß man umgehen und sie bewältigen können.

Erleben von Begleitung

Betroffene beschreiben, wie sie die Begleitung von leidenden Menschen erleben:

> «Als Seelsorger leide ich mit jenen Menschen mit, die so viel Schweres zu tragen haben, wenn ich von Mitleiden rede, dann meine ich es auch so. Wie die Betroffenen selbst, so spüre auch ich sehr oft eine Enge in der Brust, Angst, Beklemmung. Fremdes Leiden erlebe ich immer als eigenes Leiden. Wir sind nun schließlich alle in eine Welt des Leidens hineingeboren.» (Kostadinov 1990, S. 17).

Kostadinov schildert, wie er selber sprachlos ist, kein Wort herausbringen konnte. Er fühlt sich wie gelähmt, blockiert, von jemandem gewürgt, verkrampft. Er erlebt, daß sich die Verkrampfung gelöst hat, als er selber weinen konnte. Jander (1993) beschreibt, daß er lernen mußte, die eigene Hilflosigkeit anzunehmen, erst dann konnte er der Kranken wirklich helfen.

Besonders anspruchsvolle Pflegesituationen stellen Leidenssituationen dar, die nicht pflegerische Handlung, sondern «nur» pflegerische Anwesenheit verlangen: «Ich erinnere mich: Einer meiner Patienten lag im Sterben. Ich und die anderen Pflegenden hatten alles, wirklich alles getan, was getan werden muß: den Schweiß getrocknet, den Mund befeuchtet und die Hand gehalten. Ich saß neben dem Mann, und ich spürte, wie in mir ganz stark der Wunsch aufkam, etwas ‹Helfendes› zu tun. Es ist mir immer noch präsent, wie viel Kraft ich brauchte, um ‹nichts› zu tun, sondern einfach bei diesem Mann, der vier Jahre mein Patient gewesen war, zu bleiben, bis er sterben konnte.» (Gogl 1996, S. 12).

Bewältigung im Beruf

Ochsé und Rähle (1995) befassen sich in ihrer Diplomarbeit mit der Frage: «Wie verarbeiten Sie belastende Situationen?» Sie beschreiben folgende Lösungsvorschläge:

- mit jemandem sprechen, dem Bedürfnis nach Anteilnahme nachkommen, Verständnis erfahren
- etwas unternehmen, was einem Freude bereitet, wobei man sich körperlich und psychisch entspannen kann (z. B. Sport treiben, ein Buch lesen, ein Bad nehmen, etwas Kreatives tun, reisen)
- die Gefühle wahrnehmen, sie akzeptieren und ausdrücken, daß sie niemandem schaden (z. B. im Auto schreien, Karateschläge, zu lauter Musik wild tanzen)
- sich auf intellektueller Ebene mit dem Problem beschäftigen (Problemanalyse). Abwägen, entscheiden, Wissen aneignen, logische Schritte zum weiteren Vorgehen beschließen
- durch ständiges Suchen von Nähe und Distanz eine zu große Identifikation mit dem Patienten verhindern. Klar zwischen Beruf und Privatleben trennen.

Die Schlußfolgerungen führen die beiden zu den Erkenntnissen: «Durch die intensive Auseinandersetzung mit unseren erlebten, belastenden Beispielen und den dabei angewendeten Verarbeitungstechniken lernten wir, unser Verhalten besser verstehen. Wir entdeckten, wie wir verarbeiteten, auch, was Bewältigen wirklich bedeutet. Jeder und Jede muß sich immer wieder neu den Patienten und den Situationen anpassen. Es geht einzig darum, daß Jeder und Jede die Strategie wählt, die ihm die Situation erträglich macht.» (ebd. S. 20).

Gogl (1996) sagt, daß Pflegende sich sehr einsam fühlen, «wenn sie ganz allein herausfinden sollen, welches Verhalten dem Patienten hilft, Leidensumstände wie Hoffnungslosigkeit, Angst oder Unzufriedenheit besser auszuhalten.» Diese Unsicherheit streßt viele Pflegende sehr. Es ist nötig, aus der inoffiziellen Tradition der Linderung von gesundheits- und krankheitsbedingten Leiden eine pflegerisch-therapeutische Kultur zu entwickeln, welche unter anderem die Wahrnehmung des Leidens, die Reaktion darauf und die Auswertung der Maßnahmen zum Inhalt hat. Wie kann das Miterleben von Leiden von Pflegenden kreativ verarbeitet werden? Simonow sagt: «Es gibt kein Leid, das fremdes Leid ist. Weil das so ist, weil alles, was passiert im Reich des Leidens, immer auch die eigenen Leidensmöglichkeiten spiegelt, verfügen Menschen über die Fähigkeit, bestimmte Leidenszustände – eigene und fremde – zu bagatellisieren, umzudeuten, zu übersehen. Wenn Pflegende das Erleben von Leiden auf diese Art bewältigen, erleben

Patienten und ihre Angehörigen dies als schmerzliches Nichtverstehen.» (ebd. S. 12).

Zur Be- und Verarbeitung der erlebten Leidenszustände der Pflegenden fordert Gogl Bildungsmethoden, welche eine Reflexion der Berufstätigkeit zum Inhalt haben. «Solche Reflexionen bieten Entlastung und Weiterentwicklung des beruflichen Handelns. Erst aus reflektierter Erfahrung wird professionelle Erfahrung. Bildungsformen, die mit Reflexion arbeiten, sind die Supervision, die Aktionsforschung, die Balintgruppen und die pflegerische Fallbesprechung.» (ebd. S. 13).

Zur Reflexion am Schluß

«In der Natur wie in der menschlichen Existenz ist es das natürliche Bestreben des Lebens, möglichst alles wieder in ein Gleichgewicht zu bringen. Dieser Zustand der Ganzheit, des Wiederhergestelltseins wurde oft als ‹Heil› bezeichnet.

Das würde im Idealfall heißen: Aus Krankheit wird wieder Gesundheit, aus Schwäche Stärke, der Arme kommt zu Wohlstand, der Asylant findet bald eine neue Heimat, der Verfolgte erhält sicheren Schutz, der Unterdrückte Freiheit und Lebensqualität; der total Verwirrte findet einen sicheren Halt, der seine Ängste überflüssig macht. Auch im geistigen Bereich: Der Zweifler findet Wahrheit, der Unwissende die nötige Bildung, der Suchende einen letzten Sinn; der um Gott Ringende würde durchbrechen zu seinen ethischen Zielen, der Religiöse fände seinen Gott.

Oft trifft es ja zu, daß wir uns nach einer Phase des Verlustes, der Erschütterung und Umstrukturierung körperlich und seelisch wieder heil fühlen dürfen. Aus dem Verlorenen hat sich etwas Neues entwickelt. Wir erleben dann diese Werte viel tiefer, sie haben an Bedeutung gewonnen. Alles wurde zum Durchgang zu mehr Reife.

Auch die andere Erfahrung besteht: Eine Verletzung, eine Wunde heilt nie mehr ganz, ein Bruch – körperlich oder seelische – wächst nie mehr zusammen, eine Schwäche bleibt als Belastung.

Am intensivsten erleben solches viele Unfallkranke, Schwerbehinderte. Sie müssen wohl mehr als einmal in ihrem Leben um ein Ja zu ihrem Schicksal ringen. Auch in einem durchschnittlichen Lebenslauf sind körperliche Schwächen zu überwinden, die oft phasenartig vermehrt auftauchen. Es melden sich auch seelische Leiden: Wir selbst oder Mitmenschen werden uns zeitweilig eine fast unerträgliche Last.

Wäre alles in uns heil – was ja nie zutrifft – wie wäre es dann um unsere Sehnsucht bestellt? Um zeitlebens in der Liebe zu wachsen, brauchen wir nebst der Freude als gutem Gefährten auch das Leid. Auf tiefe Weise drückt dies Khalil Gibran so aus:

Wenn die Liebe dir winkt, folge ihr,
Sind ihre Wege auch schwer und steil.
Und wenn ihre Flügel dich umhüllen, gib dich ihr hin,
Auch wenn das unterm Gefieder versteckte Schwert
dich verwunden kann.
Und wenn sie zu dir spricht, glaube an sie,
Auch wenn ihre Stimme deine Träume zerschmettern kann
wie der Nordwind den Garten verwüstet.
Denn so, wie die Liebe dich krönt, kreuzigt sie dich.
So wie sie dich wachsen läßt, beschneidet sie dich.
So wie sie emporsteigt zu deinen Höhen und die zärtesten Zweige liebkost,
die in der Sonne zittern,
Steigt sie hinab zu deinen Wurzeln und erschüttert sie in ihrer Erdgebundenheit.
Wie Krongarben sammelt sie dich um sich.
Sie drischt dich, um dich nackt zu machen.
Sie siebt dich, um dich von deiner Spreu zu befreien.
Sie mahlt dich, bis du weiß bist.
 Sie knetet dich, bis du geschmeidig bist;
Und dann weiht sie dich ihrem heiligen Feuer,
damit du heiliges Brot wirst für Gottes heiliges Mahl.»
(Erni 1991, S. 167)

Literatur

Beck, D: Krankheit als Selbstheilung, Suhrkamp Taschenbuch Verlag, 1985
Bierisch, JR (Hrsg.): Arzt und Kranker, Ethische und humanitäre Fragen in der Medizin, Attempto Verlag, Tübingen, 1992
Erni, M: Leid als Chance, Walter Verlag, Olten, 1991
Frank, A: Mit dem Willen des Körpers, Krankheit als existenzielle Erfahrung, Hoffman und Campe, Hamburg, 1991
Frankl, V: Der Mensch vor der Frage nach dem Sinn, Piper Verlag, München, 1985
Gogl, A: Fordern Sie reflektierende Bildungsangebote, Wie Alltagserfahrung in professionelles Wissen umgewandelt werden kann, Krankenpflege SBK, Nr. 3, S. 10, 1996
Heim, E: Krankheit als Krise und Chance, mvg-Verlag, München, 1989
Holenstein, H (Hrsg.): Sich sorgen für andere, Kaderschule für die Krankenpflege SRK, Aarau, Heft Nr. 4, 1995
Jander, L: Gemeinsam gegen die Verzweiflung, Gespräche über das Leben mit Schwerstkranken und Sterbenden, Herder Verlag, Basel, 1993

Jaspers, K: Psychologie der Weltanschauungen, Piper Verlag, München, 1985
Juchli, L: Krankenpflege: Praxis und Theorie der Gesundheitsförderung und Pflege Kranker, Thieme Verlag, Stuttgart, 7. Auflage, 1994
Juchli, Liliane: Wohin mit meinem Schmerz, Hilfe und Selbsthilfe bei seelischem und körperlichem Leiden, Herder Verlag, Freiburg im Breisgau, 1994
Käppeli, S: Pflege und Pflegetheorien, Krankenpflege SBK, Nr. 1, 1988, S. 5–8
Käppeli, S: Zur Bedeutung von Leiden, Patienten und Patientinnen beschreiben ihr Erleben, In: Pflege, Band 5, Heft 1, Huber Verlag, Bern, 1992
Käppeli, S (Hrsg.): Pflegekonzepte, Gesundheits-, entwicklungs- und krankheitsbezogene Erfahrungen, Hans Huber Verlag, Bern, 1993
Käppeli, S: Zur Deutung des Krebsleidens durch die Kranken, Unveröffentlichte Arbeit, 1996
Kesselring, A: Krebs, Recom Verlag, Basel, 1987
Kostadinov, N: Leiden – mein ständiger Begleiter. Erlebnisse eines Spitalpfarrers, Recom Verlag, Basel, 1990
Meier, M: Pflegeplanung, Recom Verlag, Basel, 1985
Ochsé, V/Rähle, N: «Wie verarbeiten Sie belastende Situationen?» Suche nach Bewältigungsstrategien, Krankenpflege SBK, Nr. 7, 1995, S. 16–21
Rogers, C: Entwicklung der Persönlichkeit, Klett Verlag, Stuttgart, 1973
Stern, M: Leiden am Leben, Sinnsuche im Leben, In: Engadiner Kollegium: Vom Sinn und Wert des Lebens. Das Bild vom Menschen, wie ist es heute, wie soll es werden. Editio Academica, Zürich, 5. Arbeitswoche, St. Moritz, 1974
Tschudin, V: Helfen im Gespräch. Recom Verlag, Basel, 1990
von Weizsäcker, V: Stücke einer medizinischen Anthropologie, In: Die Kreatur, 2. Jg. Schneider, Berlin, 1927
Weigelt, V: Die Ungewißheit, Leiden und Chance, In: Käppeli, S (Hrsg.): Pflegekonzepte, Gesundheits-, entwicklungs- und krankheitsbezogene Erfahrungen, Huber Verlag, Bern, 1993

Krise

F. Zeller-Forster

Konzeptbezeichnung inkl. Definition

Kurzbeschreibung

Krise wird aus dem griechischen Wort «krisis» abgeleitet und bedeutet «Entscheidung», «entscheidende Wendung». Eine Krise ist demzufolge ein entscheidender Abschnitt eines Entwicklungsprozesses, der durch hohe Belastung gekennzeichnet und für das weitere Persönlichkeitsschicksal bestimmend ist.

Der Lebenslauf eines jeden Menschen ist geprägt von individuellen Ereignissen, die mehr oder weniger unvorhergesehen in sein Leben eingreifen, plötzlich auftreten und den Menschen zur Umorientierung in seinem Denken und Handeln auffordern. Solche Ereignisse können zu Entwicklungs-, Anforderungs- und Verlustkrisen führen.

Krisen bedeuten einerseits eine Bedrohung der Identität des Menschen, bergen andererseits jedoch auch eine Chance zur Wandlung und Entwicklung.

Wortherkunft

Das seit dem 16. Jahrhundert bezeugte Wort ist dem griechischen «krisis» entlehnt und bedeutet «Entscheidung, entscheidende Wendung». Daraus leitet sich das lateinische Wort «crisis» ab. Es erscheint zuerst in der Form «Crisis» (heute noch übliche Nebenform «Krisis») als Terminus der medizinischen Fachsprache zur Bezeichnung des Höhe- und Wendepunktes einer Krankheit.

Im 18. Jahrhundert beginnt unter dem Einfluß des französischen «crise» der allgemeine Gebrauch des Wortes im Sinne von «entscheidende, schwierige Situation», und es setzt sich als Hauptform allmählich «Krise» durch (Etymologie der deutschen Sprache, Duden, Band 7, 1989).

Definitionen

Wortbedeutung: Krise, Krisis (griech.): Unsicherheit, bedenkliche Lage, Zuspitzung, Entscheidung, Wendepunkt.

Medizin:
a. Wendepunkt im Krankheitsgeschehen, z. B. der steile, «kritische» Abfall des Fiebers, b. anfallsweises Auftreten von Krankheitszeichen mit besonderer Heftigkeit, z. B. Hochdruckkrisen, gastrische Krise. Als Krisenzeit gelten die frühen Morgenstunden (3–5 Uhr). Erfahrungsgemäß treten vorzugsweise in ihnen funktionelle Durchblutungsstörungen auf, die zu Kreislaufkatastrophen führen (Herzinfarkt, Gehirnschlag, Lungenembolie). Auch Magenblutung, Migräne, epileptischer Anfall werden zu dieser Zeit gehäuft beobachtet. Ein Warnsignal vor Auftreten eigentlicher Krankheitserscheinungen ist das regelmäßige Erwachen zwischen 2 und 3 Uhr morgens. Für die Krisen-Zeit gibt es verschiedene Erklärungen: Umschaltung des Tonus im vegetativen Nervensystem, nächtlich gesteigerte Neigung zu Verkrampfung der glatten Muskulatur, Wirksamwerden von Nahrungsmittelallergenen, erregende Träume u. a.

Psychologie:
wichtiger Abschnitt eines psychologischen Entwicklungsprozesses, in dem sich nach einer Zuspitzung der Situation der weitere Verlauf und spätere Ausgang entscheidet. Die meisten Menschen durchlaufen in der Kindheit (Trotzphasen, emotionale Phasen), Reifezeit (Pubertät) und im Klimakterium solche kritischen Entwicklungsphasen. Auch berufliche, familiäre und andere schwerwiegende Entscheidungssituationen können sich zu tiefreichenden persönlichen Krisen (Existenz-Krisen) ausweiten, in denen die Persönlichkeit, ihre Werthaltungen und Lebensauffassungen, ihr Selbstgefühl und Gewissen betroffen sind. Psychologisch handelt es sich um mehr oder minder tiefgehende Auseinandersetzungen mit den Grunderlebnissen tiefer Unzufriedenheit, Unsicherheit und gesteigerter emotionaler Unruhe, u. U. auch depressiv getönter Passivität. Der Beginn und das Fortschreiten einer neurotischen Fehlentwicklung lassen sich oft zu solchen Krisen zurückverfolgen. Der Begriff Krise spielt daher in der Psychotherapie, vor allem bei existenzphilosophisch ausgerichteten Psychotherapeuten (L. Binswanger, V. E. Frankl), eine Rolle.

Theologie:
Bedeutung hat der Begriff Krise in der Dialektischen Theologie, verbunden mit dem Gedanken an Gottes Gerichtsentscheidung über Mensch und Geschichte, gewonnen.

Wirtschaft:
das plötzliche Zusammenbrechen von Güterpreisen oder Aktienkursen, das bei manchen Konjunkturzyklen die allgemeine Depression einleitet (...). Im 19. Jahrhundert gab es zahlreiche Krisen an den Waren- und Effektenbörsen. Die Weltwirtschaftskrise (1929/32) war eine weltweite Depression, die durch eine Krise an der New Yorker Börse am «schwarzen Freitag» (25.10.1929) eingeleitet wurde (Brockhaus Enzyklopädie, Band 10).

Im Wortgebrauch unserer Gesellschaft finden wir eine Vielzahl dieser Begriffe wieder. Beispiele dafür sind:

- Pubertätskrise
- Adoleszenzkrise
- midlife-crisis
- Müdigkeitskrise
- Ehekrise
- Lebenskrise
- Identitätskrise
- Existenzkrise
- Finanzkrise
- Währungskrise
- Regierungskrise
- Krisengespräche
- politische Krise
- innenpolitische Krise.

E. Meueler (1989) definiert die Krise wie folgt:

> «Krise bezeichnet im klassischen Sinne, nach dem Verständnis des griechischen Arztes Hippokrates (5. Jahrhundert vor Chr.), den Höhepunkt und gleichzeitig die Wende eines krankhaften Geschehens zum Guten. Der neuzeitliche Krisenbegriff dient in fast allen Verwendungssituationen zur Beschreibung eines Vorgangs, bei dem es in einem Proze ß langsamer und ruhiger Entfaltung (des Lebens, der Wirtschaft, politischer Machtkonstellationen) plötzlich innerhalb kurzer Zeit zu einem entscheidenden Moment kommt, in dem im extremen Fall die Entscheidung über Sieg oder Niederlage, Leben oder Tod, Gewinn oder Verlust fällt, ohne daß das erhoffte oder befürchtete Ergebnis schon eingetreten wäre. In dieser Phase muß es sich erweisen, ob die Selbsterhaltungskräfte des Organismus oder des sozialen Systems zur Wiederherstellung der Gesundheit beziehungsweise der Stabilität ausreichen.» (Meueler 1989, S. 33).

Karl Jaspers (geb. 1883, gest. 1969 in Basel), Begründer der Existenzphilosophie, bezeichnet Krise als Umschlagspunkt, als einen letzten Durchgang zu einer Wandlung. «Im Gang der Entwicklung heißt Krisis der Augenblick, in dem das Ganze einem Umschlag unterliegt, aus dem der Mensch als ein Verwandelter hervorgeht, sei es mit neuem Ursprung eines Entschlusses, sei es um Verfallensein. Die Lebensgeschichte geht nicht zeitlich ihren gleichmäßigen Gang, sondern gliedert ihre Zeit qualitativ, treibt die Entwicklung des Erlebens auf die Spitze, an der entschieden werden muß. Nur im Sträuben gegen die Entwicklung kann der Mensch den vergeblichen Versuch machen, sich auf der Spitze der Entscheidung zu halten, ohne zu entscheiden. Dann wird über ihn entschieden durch den faktischen Fortgang des Lebens. Die Krisis hat ihre Zeit. Man kann sie nicht vorwegnehmen und sie nicht überspringen. Sie muß wie alles im Leben reif werden. Sie braucht nicht als Katastrophe zu erscheinen, sondern kann im stillen Gange äußerlich unauffällig, sich für immer entscheidend vollziehen.» (Jaspers 1965, S. 686).

Ablauf einer Krise/Krisenphasen

Der amerikanische Sozialpsychiater Caplan (1964) formuliert Krise als eine negativ empfundene Veränderung des Gleichgewichtes zwischen Individuum und Umwelt. Das von ihm ausgearbeitete Krisenmodell enthält vier Phasen:

1. Phase der **angepaßten und routinierten Reaktionen**. In einer Belastungssituation, ausgelöst durch ein bedrohliches Geschehen, wendet der Betroffene ihm vertraute Problemlösungsstrategien an. Er versucht mit erprobten, für ihn typischen Strategien auf das bedrohliche Ereignis zu reagieren. Bereits in dieser Phase können sich Gefühle wie Angst, erhöhte Spannung, Bedrohung und Beunruhigung einstellen. Mit jedem mißlungenen Versuch, die Situation mit den vertrauten Maßnahmen zu bewältigen, steigt die belastende Spannung an. Der Betroffene sieht sich immer weniger in der Lage, eine Lösung für seine Probleme zu finden
2. Phase der **Unsicherheit und Überforderung**. In dieser Phase spitzt sich das Geschehen der ersten Phase zu. Der Betroffene hat mit seinen Abwehrstrategien keinen Erfolg. Er gesteht sich ein, daß er überfordert ist. Angst, Spannung und Druckgefühle nehmen zu, die innere Belastung wächst. Die starke emotionale Verunsicherung läßt den Betroffenen kaum noch Perspektiven erkennen. Gefühle der Hilflosigkeit und des Versagens nehmen überhand.

3. Phase der **Abwehr** durch den Einsatz aller verfügbaren Mittel. Der von der Krise betroffene Mensch versucht, alle äußeren und inneren Ressourcen zu mobilisieren. Der Leidensdruck ist so groß, daß er auch zu ungewohnten Verhaltensweisen greift, um das Problem zu lösen. Nach Caplan ist dies die Phase, in der der Betroffene alle Kraftreserven nutzen und den Verhaltensspielraum ausweiten muß, um seine Integrität zu erhalten. Möglicherweise kann er das Problem in dieser Phase lösen und gewinnt damit an Stärke und neuem Selbstbewußtsein. Das emotionale Gleichgewicht stellt sich wieder ein.
4. Phase der **Erschöpfung, der Rat- und Hilflosigkeit**. In der letzten Phase entscheidet sich, ob das weitere Krisengeschehen positiv oder negativ verläuft. Besteht die bedrängende, belastende Situation weiter, verschlechtert sich das seelische und körperliche Wohlbefinden des Betroffenen stark. Er fühlt sich von völliger Rat- und Hilflosigkeit beherrscht, oft verbunden mit Verschlossenheit und Erschöpfungszuständen. Schließlich kommt es zum Zusammenbruch der Persönlichkeit. Oft ist professionelle Hilfe nötig, um einen Copingprozeß auszulösen und den betroffenen Menschen zu wirksamen Bewältigungsstrategien anzuleiten.

Mögliche Ursachen

Kritische Lebensereignisse

Krisen gehören zum menschlichen Leben. Der Mensch strebt nach Ich-Identität, nach Ganzheit, nach Sinnfindung für sein Leben.

> «Ob eine Krise zu einer Chance für ein neues Erleben unserer Identität werden kann, ob wir aus einer Krise mit neuen Verhaltensmöglichkeiten, neuen Dimensionen des Selbst- und Welterlebens hervorgehen, vielleicht sogar mit neuen Sinnerfahrungen und mit dem Bewußtsein, kompetent geworden zu sein im Umgang mit dem Leben, diesem Leben also nicht länger einfach ausgeliefert zu sein: Das hängt wesentlich davon ab, ob wir die Krise als eine Lebenssituation zu sehen vermögen, in der für unser Leben existentiell Wichtiges sich ereignet und entscheidet, oder ob wir die Krise nur als lästiges Beiwerk des Lebens sehen, das wir so rasch als möglich vergessen wollen.» (Kast 1989, S. 11).

Meueler bezeichnet kritische Lebensereignisse («life events») als «Vorfälle, Erlebnisse und Situationen, die dem einzelnen als günstige oder ungünstige Bündel sozialer Umstände begegnen, die psychologisch bedeutsam sind und sich in vielen Fällen durch ihre Effekte (zum Beispiel psychische Krankheiten, Streß) nachweisen lassen. Diese Ereignisse muten dem Betroffenen in der Regel Leiderfahrungen und Veränderungen des Rollenverhaltens zu.» (Meueler 1989, S. 35).

Die Entwicklung des Menschen verläuft in Phasen: pränatale Phase, Säuglings- und Kleinkindalter, Kindheit, Jugend, junges Erwachsenenalter, mittlere Jahre, spätes Erwachsenenalter und Alter. Viele Forscher haben diesen Entwicklungsweg des Menschen beschrieben. Alle sind sich einig, daß die Art und Weise der Bewältigung das Leben tiefgreifend beeinflußt und prägt (Juchli 1994).

Alle diese Entwicklungsphasen – und dabei speziell die Übergänge von einer Phase in die andere – stellen an den Menschen spezifische Anforderungen und bergen entwicklungsbedingte Ereignisse in sich, die zu bewältigen sind, sogenannte «kritische Lebensereignisse».

Individuelle Streßsituation

> «Jeder individuelle Lebenslauf ist gekennzeichnet durch eine kaum übersehbare Fülle von Ereignissen, die mehr oder minder abrupt und unvorhergesehen eintreten, die mehr oder minder dramatisch verlaufen und der Person Umorientierungen in ihrem Handeln und Denken, in ihren Überzeugungen und Verpflichtungen abverlangen.» (Filip 1990, S. 3)

Ereignisse, die zu «kritischen Lebensereignissen» werden können, sind z. B.:

im **Säuglings- und Kleinkindalter** (0–6 J.):
– plötzlicher Verlust der Bezugsperson
– Geburt eines Geschwister
– Eintritt in den Kindergarten
– Scheidung der Eltern

in der **Kindheit** (7–12 J.):
– Einschulung
– Schulversagen
– Beziehungskrisen in der Familie (Bsp. Scheidung)

in der **Jugend** (13–18 J.):
– Pubertät
– erster Liebeskummer
– Entdecken der eigenen Sexualität
– Konflikte mit Bezugspersonen
– Ablösung vom Elternhaus
– Berufswahl
– religiöse Identitätsfindung

im **jungen Erwachsenenalter** (19–30 J.):
– Gründung eines eigenen Haushaltes
– Gründung einer eigenen Familie
– Bewährung im Berufsleben
– Geburt eines Kindes
– Aufbau eines sozialen Beziehungsnetzes

in den **mittleren Jahren** (31–45 J.):
– mittlere Lebenskrise
– Karrieresprung/Karriereversagen im Berufsleben
– Verlust der Eltern
– Ablösung von den Kindern
– gesundheitliche Störungen
– Auseinanderbrechen der Partnerschaft

im **späten Erwachsenenalter** (46–65 J.):
– Klimakterium
– Verlust von Gesundheit
– Verlust von Idealen, Träumen, Wünschen
– Herannahen der Pensionierung
– Wegzug der Kinder
– Verluste von geliebten Personen

im **Alter** (65+ J.):
– Verlust des Lebenspartners oder anderer Bezugspersonen
– Tod eines Haustieres
– Pensionierung
– Krankheiten
– Eintritt in Alters- oder Pflegeheim.

Alle diese Ereignisse können starke Stressoren darstellen, die körperliche und seelische Reaktionen auslösen.

> «Für die Beurteilung einer Streßsituation gilt: Entscheidend ist nicht so sehr die äußere Situation, die zur Belastung wird, sondern was sie für das betroffene Individuum bedeutet und wie es sie verarbeiten kann.» (Heim 1980, S. 27).

Heim stellt fest, daß es im allgemeinen immer wieder ähnliche Ereignisse sind, die seelisch streßhaft werden. Er gliedert diese Ereignisse in folgende **Kategorien:**

- Verluste oder drohende Verluste von wichtigen seelischen Bindungen
- Verletzung oder drohende Verletzung
- Versagen von Triebbedürfnissen

(Heim 1980).

Streß ist ein individuelles Erleben. Was als Streß empfunden wird und was nicht, hängt stark von der psychischen Befindlichkeit des einzelnen ab. Eindrücklich ist jedoch, daß wissenschaftliche Untersuchungen gezeigt haben, wie in teilweise verschiedenen Kulturen ganz ähnliche psychische Vorgänge im sozialen Bereich als Streß erkannt und klassifiziert werden.

Heim erwähnt eine amerikanische Forschergruppe, die in verschiedenen Ländern, in den USA, in Schweden, in den Niederlanden und in Japan repräsentative Bevölkerungsgruppen befragt hat, welche Erlebnisse sie als besonders belastend empfänden. Erstaunlicherweise weichen die Bewertungen in den verschiedenen Ländern und Kulturen kaum voneinander ab. So ergibt sich folgende Reihenfolge und damit Rangordnung von Erlebnissen mit hoher bis geringer Streßbelastung:

1. Tod des Ehegatten
2. Scheidung
3. eheliche Trennung
4. Gefängnis
5. Tod eines nahen Verwandten
6. Verletzung oder Krankheit
7. Verheiratung
8. Arbeitsentlassung
9. eheliche Versöhnung
10. Pensionierung
...
...
...
40. Änderung der Eßgewohnheiten
41. Ferien
42. Weihnachten
43. kleine Gesetzesübertretungen

(Heim 1980).

Die amerikanische Studie zeigt, daß es Erlebnisse von hoher Streßintensität gibt und solche, die allgemein als wenig belastend empfunden werden. Zu beachten gilt es, daß *unerwartete* Ereignisse wesentlich stärker streßfördernd sind als *vorausschaubare*. Ebenso ist es ausschlaggebend, ob ein Stressor *nur einmalig* einwirkt (Bsp. Familienkonflikt) oder *länger anhält* und so zu zunehmender Belastung führt.

Psychosoziale Stressoren

Heim macht auch auf psychosoziale Stressoren aufmerksam. Kulturelle Bedingungen können mit erhöhter Streßbelastung einhergehen. Zum Beispiel ist ein südländischer Gastarbeiter wegen der unterschiedlichen kulturellen und sozialen Bedingungen in den europäischen Einwanderländern einem erhöhten Streß ausgesetzt im Vergleich zu seinem Heimatland. Ein afrikanischer Staatsangehöriger ist in seinen alten Stammesverhältnissen besser integriert als in den schwarzen Gettos der amerikanischen Großstädte.

> «Psychische Streßsituationen entstehen besonders dort, wo die vertrauten Lebensgewohnheiten durch soziale Veränderungen gestört werden, nicht nur bei geographischer, sondern auch gerade bei sozialer Mobilität; sei es, daß ein Auf- oder Abstieg in der sozialen Schichtzugehörigkeit erfolgt, daß die familiären Bedingungen – zum Beispiel durch Geburt eines Kindes oder Wegzug der Kinder – verändert werden oder daß aus politischen, technischen oder anderen Gründen im Sozialverhalten eine Neuanpassung erzwungen wird. Es bestehen ja vielfältige Hinweise dafür, daß der verstärkte soziale Wandel in unserer industrialisierten Kultur psychisch wesentlich größere Belastungen mit sich bringt, als sie unsere Vorfahren in stabilen bäuerlichen Verhältnissen kannten.»
> (Heim 1980, S. 29)

Streß am Arbeitsplatz

Damit ist als mögliche Ursache für Krisen auch der Streß am Arbeitsplatz angesprochen. Unsere hochspezialisierten Industriebetriebe sind gekennzeichnet durch: unüberschaubare Arbeitsplätze, isolierte Routine, Schichtbetrieb, Automation und raschen technologischer Wandel. Es hat sich jedoch gezeigt, daß unter den extremen industriellen Arbeitsbedingungen die Leistungen der Arbeiter abfallen. Neuere Management-Lehren befassen sich deshalb mit der Rückkehr zu Arbeitsformen, die dem Arbeitnehmer eine befriedigende und menschengerechte Arbeit ermöglichen (Bsp. Dezentralisierung, Prinzip der «vollständigen Tätigkeiten», Partizipation).

> «Streß kann auch durch fehlende oder durch übermäßige Stimulation bewirkt werden. Während einerseits Monotonie – etwa Routine am Fließband – zur Belastung führt, können auch sensorische Überreizungen, zum Beispiel durch überwältigenden Informationsfluß oder hektische Entscheidungsprozesse, zu gesundheitlichen Schäden beitragen.» (Heim 1980)

Umweltbedingter Streß

Nicht zuletzt sind als krisenauslösende Ereignisse auch Natur- und Umweltkatastrophen (Überschwemmungen, wiederholte Erdbeben, Lawinenniedergänge, Kernkraftwerkunfälle, Gewaltakte wie Kriege, Terror etc.) zu erwähnen. Sie führen zu sogenannten situationsbedingten Krisen, die nicht unbedingt zu einem normalen Leben gehören, die jedoch als Folge eines externen Ereignisses plötzlich und unerwartet auftreten.

Generell ist festzuhalten, daß jedes Krisenereignis vom betroffenen Menschen eine besondere psychische und physische Anpassungsleistung erfordert, die gelingen oder mißlingen kann.

Krankheit als Krise

Die Gesundheit wird in unserer Gesellschaft oft als «höchstes Gut» bezeichnet. Voraussetzungen zur Aufrechterhaltung der Gesundheit sind die normale Funktion und das optimale Zusammenspiel aller Organe und Organsysteme. Wo diese Bedingungen nicht erfüllt sind, tritt Krankheit auf.

In einem humanistischen Pflegeverständnis wird der Mensch als eine bio-psycho-soziale Einheit betrachtet. Nicht einseitig die körperlichen Krankheitssymptome stehen im Vordergrund, sondern gleichgewichtig das Befinden des Kranken, seine Einstellung zum Geschehen, die Auswirkungen der Erkrankung auf seine Lebenswelt.

> «Das Leben des Menschen zeigt sich nicht nur in der Funktion der Organe, die der Mensch hat, sondern auch im Leib, der er ist, in der Seele, die sich im Körper ausdrückt: Was immer am Körper geschieht, ist auch Seelisches. Jede Krankheit ist auch seelisches Geschehen und drückt sich im Befinden aus. Jedes Kranksein ist Einbruch in die Gesamtheit des Menschenlebens, ist Krise – mehr oder weniger kritische Situation.» (Juchli 1994)

Kast (1989) nennt den Verlust der Gesundheit eine Verlustkrise, die den Menschen tief erschüttert und ihn aus dem normalen Gang seines Lebens herausreißt. Führt Krankheit also zur Krise?

Eine schwer erkrankte Frau drückt sich in einer 1993 durchgeführten Pflegestudie (Jordi/Zeller) so aus: «Eine Krise ist, wenn es nicht mehr weitergeht, wenn ich nicht mehr weiter weiß. Das Gefühl, jetzt stehe ich am Berg ... Ich bin im Moment nicht in der Lage, mein sogenannt normales Leben durchzuführen.»

Eine andere interviewte Person sagte: «Ja, diese Aussage stimmt. Krise heißt für mich, wenn man nicht mehr sich selbst ist. Krise ist eben auch ein Lehrgang. Da ist es schwierig, Hilfe anzunehmen und immer andere um etwas bitten zu müssen. Ich mußte lernen, umher zu sitzen und nichts machen zu können.»

Die beiden Autorinnen kommen in ihrer Arbeit zum Schluß: «Jede Krankheit trifft den Menschen unmittelbar im Kern der eigenen Existenz. Die ausgelöste Krise drückt sich im individuellen Leidensprozeß aus. Es findet eine Auseinandersetzung statt mit einhergehenden Verlusten und Veränderungen. Unweigerlich ist der Mensch konfrontiert mit der Sinnfrage.» (Jordi/Zeller 1993, S. 75)

Erleben und Bedeutung

Der Mensch, der sich in einer akuten Krise befindet, steht an einem Tiefpunkt und zugleich an einem Wendepunkt seines Lebens. Er fühlt ein «belastendes Ungleichgewicht zwischen der subjektiven Bedeutung des Problems und den Bewältigungsmöglichkeiten, die ihm zur Verfügung stehen» (Kast 1989).

Die Krise bewirkt eine ausgesprochene Schwächung der gesamten Persönlichkeit. Der Betroffene sieht sich in seiner Identität und Selbstkompetenz bedroht und empfindet eine wachsende Angst den drängenden Problemen gegenüber, die er in der momentanen Situation nicht lösen kann. Er spürt Hilflosigkeit, Wut, emotionale Verwirrung und große Unsicherheit. Die Gewißheit, das Leben selbständig gestalten zu können, ist bedroht. Dadurch wächst wiederum die Angst, die ihrerseits lähmend wirkt (Negativ-Rückkoppelung).

> «Krise ist für mich, wenn ich in ein Loch falle, ... mich zusammennehmen muß, um freundlich zu bleiben ... wenn alles miteinander kommt. Ich spüre Wut und Enttäuschung.» (Patientenaussage aus Jordi/Zeller 1993)

Aus den Aussagen der in obiger Arbeit befragten Menschen spricht ein tiefes Leiden unter dieser Situation, das ausgedrückt wird als belastende Ungewißheit, große Angst, Hoffnung, Trauer, Verlust und Schuldgefühle.

Der Mensch fühlt sich emotional und sozial überfordert. Aus der Erfahrung mit früheren Krisensituationen gewonnene, vertraute Abwehrstrategien genügen nicht. Diese Tatsache führt zu Gefühlen der Ohnmacht und der Hoffnungslosigkeit.

> «Krisen werden als Dringlichkeitssituationen erlebt: Der Mensch, der so ganz und gar von der Krise ergriffen ist, fühlt sich von panischer Angst erfaßt, weiß keine Auswege mehr, ist in seinem Problem, in seinem Problemlösen außergewöhnlich eingeschränkt. Der Mensch in einer solchen Situation fühlt sich ganz und gar hilflos, hat den Eindruck, es werde sich jetzt nie mehr etwas verändern, zumindest nie mehr zum Guten hin verändern. Oft wird das Bild gebraucht: Ich fühle mich wie in einem dunklen Schlauch, ich sehe nirgends einen Ausweg. Und dieses Erleben der Krise ist von panischer Angst begleitet. Das ganze Leben gerät in die Krise, nichts bleibt davon verschont. Das ganze Leben hat sich auf den Gegenstand der Krise eingeengt, oder anders ausgedrückt: Es bleibt die Konzentration auf sich selbst.» (Kast 1989, S. 14)

In welchem Ausmaß kritische Lebensereignisse in uns eine eigentliche Krise auslösen, hängt von mehreren Faktoren ab:

– von der Bedeutung, die wir dem Ereignis beimessen
– von unserem momentanen psychischen und körperlichen Befinden
– von unseren zur Verfügung stehenden Abwehrstrategien
– von der Tragfähigkeit unseres persönlichen Beziehungsnetzes
– von der Stärke der Stressoren
– von der Dauer der Einwirkung von Stressoren.

Biologisch gesehen hat jede Krise – unabhängig von ihrem Ursprung – einen emotionalen Streßzustand zur Folge. Diese Alarmreaktion hat die Aufgabe, sowohl den Körper wie auch die Kräfte der Seele und des Geistes zu mobilisieren für die Auseinandersetzung mit dem Krisenereignis.

Die Diagnose einer unheilbaren Krankheit (z. B. Krebsleiden, chronische Krankheit) löst bei beinahe allen Betroffenen einen tiefen Schock aus. Der Kranke sieht sich konfrontiert mit Vorstellungen von lebenslangen Einschränkungen in der Lebensgestaltung, von Schmerzen und Leiden bis zum Tod. Diese Situation löst häufig eine existentielle Lebenskrise aus, in der der betroffene Mensch sein bisheriges Leben reflektiert.

Verhalten und Erscheinungsformen

Allgemeines Verhalten

> «Es gibt Menschen, die sehr viel verkraften, andere geraten schon recht schnell in den krisenhaften Erfahrungsbereich. Im Umgang mit krisenhaften Ereignissen und Lebenseinbrüchen muß uns eines klar sein: Nicht das Krisenereignis (die Krankheit, der Verlust, die Bedrohung) ist die Chance, denn Leiden an sich ist kein positiver Wert. Dies kann immer nur die ‹Negativseite der Krise› sein. Erst ‹hindurchgehen›, ‹neu mit dem Leben umgehen können› ist die Chance.» (Juchli 1994, S. 542)

Wie ein Krisenerleben gegen außen (z. B. gegenüber Angehörigen, Pflegepersonen, Arbeitskollegen) in Erscheinung tritt, wie sich der Mensch, der sich in einer Krise befindet, verhält, ist grundsätzlich verschieden. Krise wird individuell erlebt und ebenso individuell gegen außen ausgedrückt. Dieses Verhalten wird geprägt einerseits durch den Charakter und andererseits durch die familiäre und gesellschaftliche Sozialisation, die den Betroffenen, vor allem in seinen Kinder- und Jugendjahren, prägte.

In der Phase der sich anbahnenden Krise greift der Mensch auf vertraute und bewährte Bewältigungsstrategien zurück. Sind diese erschöpft oder führen sie nicht zum erwünschten Ziel (Neuorganisation), so gerät der Betroffene tiefer in den Sog des Krisengeschehens.

Seine Wahrnehmungsfähigkeit in bezug auf die eigene Person und die Umgebung ist eingeschränkt, die Wirklichkeit kann nicht real eingeschätzt werden. Der Mensch verhält sich ängstlich, verstört und ineffektiv und zieht sich oft aus dem sozialen Netz zurück. Isolation und Regression sind die Folgen.

Konkrete Phänomene

Welches sind nun typische Erscheinungsformen einer Krise? Nach Schnyder/Sauvant (1993) sind es fast immer nicht nur psychische, sondern auch somatische Zeichen. Das heißt, daß psychische Krisen meist recht spezifisch psychosomatische Ereignisse sind. Umgekehrt gilt das gleiche aber auch für scheinbar nur körperliche Krisen wie schwere Erkrankungen oder Unfälle.

Mögliche Merkmale, die auf ein krisenhaftes Erleben hinweisen, sind:

subjektive:
- erhöhte Anspannung
- Gefühle des Bedauerns
- verängstigt, zittrig sein
- Übererregtheit
- erschüttert, verzweifelt sein
- Besorgnis, Unsicherheit, Furchtsamkeit
- Unzulänglichkeitsgefühle
- Furcht vor unklaren Folgen
- ausgedrückte Besorgnis um Veränderungen der Lebensumstände
- beunruhigt, ängstlich, nervös sein
- Schlaflosigkeit
- Hoffnungslosigkeit
- Panikgefühle
- verbale Äußerungen über Unfähigkeit, zurechtzukommen oder um Hilfe nachzusuchen

objektive:
- Herzklopfen, Tachykardie
- erweiterte Pupillen
- weiße, kalte Finger und Hände, Zittern
- fahrige Bewegungen
- erregtes, zielloses Umhergehen
- vermehrtes Schwitzen
- Schlaflosigkeit
- angespannte Gesichtszüge
- zitternde Stimme
- Schreien, Fluchen, lautes Beten
- Unfähigkeit, Rollenerwartungen/Grundbedürfnisse zu erfüllen
- Änderung der gewohnten Kommunikationsmuster
- destruktives Verhalten gegenüber sich und anderen
- Weinen
- Unfähigkeit, etwas zur Lösung des Problems beizutragen

(Doenges/Moorhouse 1993) (Schnyder/Sauvant 1993).

Menschen auf dem Höhepunkt einer Krise empfinden vor allem Angst, die sich in Gefühle der Ausweglosigkeit und Panik steigern. In dieser Situation versagen ihre Selbstorganisationskräfte, der Mensch gibt sich auf.

L. Juchli betont, daß der Mensch nie nur auf die aktuelle Krise reagiert. Frühere, unbewältigte Konflikt- und Krisenerfahrungen bestimmen sein Verhalten und erschweren seine Situation zusätzlich (Juchli 1994).

Trauerphasen in existentiellen Verlustkrisen

Menschen mit einer lebensbedrohlichen Diagnose erfahren eine existentielle Verlustkrise. Sie durchleben Trauerphasen, ähnlich der von E. Kübler-Ross beschriebenen.

Trauerphasen bei der Diagnose einer lebensbedrohenden Krankheit sind nach V. Kast:

1. Phase des Nicht-wahrhaben-Wollens: Schock
2. Phase der aufbrechenden chaotischen Emotionen:
   – Wut, Protest: Warum gerade ich?
   – Schuldgefühle
   – Angst vor dem Leben, Angst vor dem Sterben
   – Ohnmacht, Verzweiflung
   – allenfalls Resignation
   – Kränkung über den verstümmelten Körper
   – Trauer um die verlorene Zukunft
3. Phase des Suchens, Findens und Sich-Trennens: Besinnung auf das, was bis jetzt war – und in den Verlust einwilligen (auf sich selbst bezogen/auf die Beziehungspersonen bezogen)
4. Neuer Selbst- und Weltbezug: «abschiedlich leben», Sinn der Krankheit
(Kast 1989, S. 117).

Kast beschreibt die erste Phase des Trauerprozesses als Phase, in der die Krankheit nicht wahrgenommen wird, der Betroffene will «es nicht wahrhaben». Er steht unter einem Schock. Er willigt scheinbar vernünftig und ohne große Emotionen in bestimmte Behandlungen oder Operationen ein. Die Emotionen sind in dieser Phase abgespalten.

In der Phase der aufbrechenden chaotischen Reaktionen erlebt der Betroffene eine Welle von Emotionen. Er beschäftigt sich mit der Frage der Schuld und der Strafe, ist verzweifelt, protestiert oder trauert sichtbar. Es stellt sich Angst vor dem Weiterleben, aber auch Angst vor dem Tod ein, was zu Ohnmacht oder Resignation führt. Kast macht darauf aufmerksam, daß auch der Verlust des heilen Körpers betrauert werden muß. «Einen heilen Körper zu haben, ist sehr wesentlich für unser Gefühl des Ganzseins. Dieses Gefühl des Ganzseins ist nun verletzt.» (Kast 1989, S. 113)

Wenn diese Phase durchlebt werden kann und darf (und nicht zu sehr z. B. durch Forderung nach Vernunft und Tapferkeit gestört wird), kann die nächste Phase des Trauerns erreicht werden, die Phase des Suchens, Findens und Sich-Trennens. Der Mensch leistet Erinnerungsarbeit, befaßt sich mit dem eigenen Leben und mit demjenigen seiner engsten Bezugspersonen, sucht nach dem, was wesentlich war und noch ist.

Die letzte Phase nennt Kast die «Phase des neuen Selbst- und Weltbezugs». «Die Menschen lernen, was ‹abschiedlich leben› bedeutet, nämlich so zu leben, als müßte man immer damit rechnen, daß man auch Abschied nehmen muß von diesem Leben.» (Kast 1989, S. 114)

Interventionen

Allgemeine Hinweise

Der Mensch, der sich in einer Krise befindet, steht an einer entscheidenden Entwicklungsstufe und zugleich an einem Wendepunkt seines Lebens. Er ist gefordert, eine neue Einstellung zu den Grundfragen seines Lebens zu finden. Das heißt, um gesund zu bleiben (und um die Chance, die in jeder Krise steckt zu nutzen), ist es unabdingbar, daß er sich mit seiner Situation intensiv auseinandersetzt und in der Folge davon eine Anpassungsleistung erbringt.

Krisenintervention bedeutet nach dem Wort Intervention «sich einschalten, vermitteln».

Es geht um die aktive Unterstützung in der Krise, um Hilfe bei der Krisenbewältigung. In der Pflege bedeutet das in erster Linie «Hilfe zur Selbsthilfe».

Es geht grundsätzlich darum, die brachliegenden Ressourcen des betroffenen Menschen zu erfassen, um sie im täglichen Umgang, in die tägliche Arbeit miteinzubeziehen. Das bedeutet zum Beispiel, in gezielten Gesprächen frühere erfolgreiche oder auch mißlungene Bewältigungsstrategien kennenzulernen.

Pflegerische Interventionen

Die Arbeit der Pflegenden im Umgang mit Menschen in Krisensituationen umfaßt im wesentlichen die Schwerpunkte:

- begleiten
- unterstützen
- anleiten
- beraten.

Als Bezugsperson hat die Pflegende die Aufgabe, den Betroffenen zu **begleiten**, für ihn dazusein. Sie muß mit ihm eine Beziehung aufbauen, in der Gespräche über seine Situation, sein Befinden und sein Empfinden der momentanen Krisensituation überhaupt erst möglich sind. Das setzt Vertrauen voraus und von seiten der Pflegeperson Wertschätzung, Akzeptanz und Respekt gegenüber dem Patienten. Diese Begleitung findet verbal, häufig jedoch auch nonverbal statt, z. B. durch ruhiges aufmerksames Zuhören oder durch das bloße Dasein und Aushalten.

Menschen, die sich in einer Krise befinden, sind oft nicht in der Lage, ihre Bedürfnisse im Bereich der Lebensaktivitäten zu erfüllen. Hier **unterstützt** die Pflegende den Patienten, indem sie – gestützt auf ihr Fachwissen – den Pflegebedarf einschätzt, die Ressourcen des Patienten miteinbezieht und die notwendigen Maßnahmen (Bsp. Körperpflege, Mobilisation, Aufrechterhalten der Sicherheit etc.) trifft.

Im Bereich der **Anleitung** lehrt die Pflegende den Patienten, mit seiner neuen Lebenssituation umzugehen. Ein Mensch muß zum Beispiel lernen, sich mit seinem Diabetes richtig zu verhalten, sich korrekt Insulin zu applizieren oder sich nach dem Verlust des Augenlichtes neu zu orientieren. Die Pflegende zeigt dem Patienten Möglichkeiten auf, mit Schwierigkeiten umzugehen. Sie kann ihn motivieren und ihn in einem erträglichen Maß fordern. Dies wiederum setzt eine genaue Einschätzung der Fähigkeiten und Möglichkeiten des Patienten und seiner Belastungsgrenzen voraus.

In ihrer **Beratungsaufgabe** arbeitet die Pflegende mit verschiedenen interdisziplinären Fachstellen zusammen. Sie vermittelt zum Beispiel Gespräche mit einem Seelsorger oder Psychologen oder berät Familienangehörige im Umgang mit den Betroffenen. Mit ihrem Fachwissen und ihren eigenen Erfahrungen kann sie auch den Patienten selber beraten und ihm so den kreativen Umgang mit der Krisensituation ermöglichen. In schweren Fällen initiiert sie die Krisenintervention durch eine Fachperson aus der Psychotherapie.

Konkrete hilfreiche, therapeutisch wirksame Pflegemaßnahmen sind also zum Beispiel:

- eine therapeutische Beziehung aufbauen durch Echtheit und positive Wertschätzung

- den Patienten ermutigen, seine Gefühle zuzulassen und auszudrücken
- die Gefühle des Patienten anerkennen, sie nicht beschönigen oder abwerten
- für den Patienten verfügbar sein, Gespräche mit ihm führen, ihm dabei genau zuhören
- den Menschen nicht ändern wollen
- Menschen in Panikzuständen nicht allein lassen, ruhige sichere Haltung einnehmen
- in einfachen, kurzen Sätzen sprechen
- für eine nicht bedrohliche Umgebung/Atmosphäre sorgen
- Reizeinwirkungen vermeiden
- den Patienten im Erfüllen der täglichen Lebensaktivitäten unterstützen unter Miteinbezug seiner Ressourcen

usw.; weitere Maßnahmen siehe auch Doenges/Moorhouse (1993).

Alle Pflegeinterventionen müssen zum Ziel haben, die Selbsthilfekräfte des Betroffenen zu mobilisieren und zu unterstützen, um – auch in Situationen von gesundheitlichen Einschränkung – eine bessere Lebensqualität zu erreichen.

Was jedoch Menschen in Krisensituationen vor allem brauchen, ist unsere Aufmerksamkeit, unsere Offenheit und unser Verständnis für das, was sie bewegt.

Patienten wünschen sich von den Pflegepersonen vor allem Zuwendung und Fürsorglichkeit. Die Pflegenden sollen Zeit haben. Zeit für Gespräche, für Kontakte, für auch unaufgefordertes Hineinschauen ins Zimmer (Jordi/Zeller 1993).

Konsequenzen für die Pflege

Pflege ist ein wechselseitiges Geschehen zwischen Patient und Pflegeperson und beruht auf einem Beziehungsprozeß. Auch Pflegende sind demzufolge häufig tief betroffen vom Krisengeschehen. Besonders eindrücklich kommt diese Wechselwirkung zum Ausdruck in der Arbeit mit Schwerkranken, Sterbenden oder in der Pflege von Menschen mit einer lebensbedrohlichen Diagnose.

«Aber nicht nur der Kranke, bei dem eine lebensbedrohende Krankheit diagnostiziert wird, gerät in die Krise: Mit ihm geraten seine Beziehungspersonen und auch die Ärzte und das Pflegepersonal in eine Krise. Sie löst in den Hilfeleistenden selbst eine spezielle Krise aus, die meistens dominiert ist von der Angst, selbst eine solche Krankheit zu bekommen. Es wird uns – auch als helfenden Menschen – in dieser Situation deutlich, daß Krankheit zum Leben gehört, daß sie jeden Menschen treffen kann.» (Kast 1989, S. 104)

Der eigene persönliche Entwicklungsstand, die eigene Lebensgeschichte und natürlich die bisherigen Erfahrungen mit persönlichen Krisen sind für das Auslösen von Ängsten wie auch für deren Bewältigung entscheidend.

Die Begleitung von Menschen in Krisensituationen erfordert von den Pflegenden eine Auseinandersetzung mit den eigenen Grenzen. Der Umgang mit Ängsten, Schwierigkeiten, «Klippen» des eigenen Lebens will reflektiert sein. Diese bewußte Auseinandersetzung fördert die Fähigkeit zur Selbsterkenntnis und ist eine Voraussetzung zur positiven Lebensgestaltung und damit zur Krisenprävention.

Als wesentlich erachtet Juchli, daß die Helfer «sich abgrenzen können»; sich abgrenzen von Ideen wie «alles machen wollen», «dem Leidenden alles abnehmen wollen», «auf alles eine Antwort wissen müssen».

> «Unsere Aufgabe ist das Begleiten; das Bewältigen obliegt dem Betroffenen selbst. Wir können es ihm nicht abnehmen, aber ihm begleitend beistehen.» (Juchli 1994, S. 524)

Literatur

Verwendete Literatur

Brockhaus Enzyklopädie, Band 10, Brockhaus Verlag
Caplan, G: Principles of preventive psychiatry, Basis Books, New York, 1964
Doenges, ME/Moorhouse, MF: Pflegediagnosen und Maßnahmen, Verlag Huber, Bern 1993
Filipp, SH (Hrsg.): Kritische Lebensereignisse, Union Verlag, 1990
Heim, E: Krankheit als Krise und Chance, Kreuz Verlag Stuttgart, 1980
Jaspers, K: Allgemeine Psychologie, Springer, Berlin, 1965
Jordi, E./Zeller, F: Krankheit als Lebenskrise, Unveröffentliche Projektarbeit, Höhere Fachausbildung in Pflege, SBK, 1993.
Juchli, Schwester Liliane: Pflege, Thieme Verlag, Stuttgart 1994
Kast, V: Der schöpferische Sprung, dtv, 1989
Meueler, E: Wie aus Schwäche Stärke wird, Rowohlt, Reinbek, 1989
Schnyder, U/Sauvant, D: Krisenintervention in der Psychiatrie, Verlag Huber, Bern, 1993

Weiterführende Literatur

Appeley, M/Trumbull, R: Dynamics of Stress, Plenum Press, New York, 1986
Beckingham, Ann C: The ageing family in crisis: assessment and decision-making models, Journal of Advanced Nursing, 1990, No. 15, S. 782–787
Buchmann, M/Karrer, D/Meier, R: Der Umgang mit Gesundheit und Krankheit im Alltag, Haupt Verlag, Bern, 1985.

Canacakis, J: Ich sehe Deine Tränen, Kreuz Verlag, Stuttgart, 1992
Frankl, Viktor E: Der leidende Mensch, Verlag Piper, München, 1990
Frankl, Viktor E: Der Mensch vor der Frage nach dem Sinn, Verlag Piper, München, 1993
Heim, W/Willi, J: Psychosoziale Medizin, Band 1, Grundlagen, Band 2, Klinik und Praxis, Springer Verlag, Berlin, 1986.
Herth, K: Fostering hope in terminally-ill people, Journal of Advanced Nursing, 1990, No. 15, S. 1250–1259
Kast, V: Trauern, Phasen und Chancen des psychischen Prozesses, Kreuz Verlag, Stuttgart, 1989
McHaffie, H: Coping: an essential element of nursing, Journal of Advanced Nursing, 1992, No. 17, S. 933–940
Woolley, N: Crisis theory: a paradigm of effective intervention with families of critically ill people, Journal of Advanced Nursing, 1990, No. 15, S. 1402–1408

Hilflosigkeit

F. Zeller-Forster

Konzeptbezeichnung inkl. Definition

Kurzbeschreibung

Hilflosigkeit tritt in schwer zu bewältigenden Situationen auf und drückt sich in einem «sich Aufgeben» aus. Sie ist ein vorübergehender oder andauernder Zustand. Aufgrund schwerwiegender Ereignisse fühlt sich der Mensch nicht mehr fähig, sich selbst zu helfen. Somit ist er auf Außenstehende angewiesen. Hilflosigkeit hängt mit Angst, Machtlosigkeit und Hoffnungslosigkeit zusammen. Je stärker die Personen sich in diese Affekte, die mit Unlust verbunden sind, hineinsteigern, um so schwieriger wird es für sie, sich wieder davon zu befreien. Um einen depressiven Rückzug zu verhindern, braucht es Ermutigung zur Eigeninitiative. So kann die größtmögliche Eigenständigkeit wieder erlangt werden.

Definition

Hilflosigkeit wird in der Literatur übereinstimmend beschrieben als psychologischer Zustand, der von Gefühlen der Unzulänglichkeit, des Versagens, der Unfähigkeit, eine Situation zu meistern, einhergeht.

Hilflosigkeit ist oft verbunden mit Angst, Hoffnungslosigkeit und Machtlosigkeit (siehe entsprechende Pflegekonzepte).

Hilflosigkeit tritt dann auf, wenn der Mensch eine Situation nicht «beherrschen», das heißt, nicht kontrollieren kann.

Alle Ansätze einer Definition von Hilflosigkeit – in der für diese Arbeit gesichteten Literatur – gehen zurück auf die Theorie der «erlernten Hilflosigkeit» von Martin E. P. Seligman, einem amerikanischen Psychologen. Der Ursprung der Hilflosigkeitsforschung liegt 30 Jahre zurück (1964–67). Seither wurde in den angelsächsischen Ländern, aber auch in Deutschland, intensiv weiter am Thema geforscht, ohne daß die Theorie Seligmans in ihren Grundzügen widerlegt wurde.

Seligman definiert den Begriff Hilflosigkeit als «psychologischen Zustand, der häufig hervorgerufen wird, wenn Ereignisse unkontrollierbar werden» (Seligman 1992, S. 8). «Unkontrollierbarkeit» heißt in diesem Zusammenhang, daß der Verlauf eines Ereignisses unkontrollierbar ist, der Ausgang unabhängig von den willentlichen Handlungen des Menschen. Ein Individuum fühlt sich dann hilflos, wenn ein Ereignis *unabhängig von seinen willentlichen Reaktionen* eintritt (Seligman 1992).

Die Theorie Seligmans hat folgende Kernaussagen:

- Hilflosigkeit *untergräbt die Motivation*, Reaktionen auszuführen. (Der durch Unkontrollierbarkeit hervorgerufene Zustand «Hilflosigkeit» beeinträchtigt die Initiative zu aktivem Handeln.)
- Hilflosigkeit *beeinträchtigt die Lernfähigkeit*. (Ein Mensch, der einmal eine Erfahrung von Unkontrollierbarkeit gemacht hat, hat Schwierigkeiten zu lernen, daß seine Reaktion einen Einfluß hat, selbst wenn diese erfolgreich ist.)
- Hilflosigkeit *führt zu emotionalen Störungen*. (Emotionale Zerrissenheit als universales Ereignis. Zum Ausdruck kommen z. B. Schock, Angst, gesteigerte emotionale Erregung, Depression, Rückzug.)

Seligman bezeichnet Hilflosigkeit als Unglück für jeden Organismus, der lernen kann, daß er hilflos ist. Drei Formen von Störungen durch Unkontrollierbarkeit sind in Experimenten belegt worden:

- die Motivation zu aktivem Handeln wird erschöpft
- die Fähigkeit, Erfolge wahrzunehmen, wird gestört
- die Tendenz zu emotionalen Reaktionen wird gesteigert.

Mögliche Ursachen

Allgemeine Ursachen

Auslösende Faktoren für das Zustandekommen des Zustandes «Hilflosigkeit» gibt es im normalen Leben eines jeden Menschen viele. Erwähnt seien hier die in der Entwicklungspsychologie beschriebenen «kritischen Lebensereignisse», z. B. Pubertät, Verlust eines Partners, Umweltkatastrophen etc. (siehe Pflegekonzept Krise). Auslösende Faktoren sagen jedoch noch nichts über den Ursprung, die Ursache, die Gründe für das Entstehen von Hilflosigkeit aus.

Seligman (1992) sieht Ursachen vor allem in kognitiven Prozessen (Bsp. Lernprozessen), bringt aber auch eine physiologische Komponente in Zusammenhang (Bsp. Noradrenalinmangel). Allerdings sind diese Prozesse und deren Beziehung zueinander noch wenig erforscht.

Viel wichtiger und für die Pflege relevanter scheinen die ursächlichen Zusammenhänge auf der Verhaltensebene des Menschen zu sein. Seligman bringt dabei Depression und gelernte Hilflosigkeit zusammen, wenn er sagt: «Gelernte Hilflosigkeit entsteht, wenn ein Individuum lernt, daß seine Reaktionen unabhängig von Verstärkungen sind; insofern legt das Modell nahe, als Ursache für Depression die Überzeugung anzusehen, daß Reagieren zwecklos ist.» (Seligman 1992, S. 84) Reaktive Depressionen entstehen z. B. nach Versagen am Arbeitsplatz oder in der Schule, Tod eines geliebten Menschen, Ablehnung oder Trennung von einem geliebten Partner, Krankheit, finanziellen Schwierigkeiten, der Konfrontation mit unlösbaren Problemen und durch das Altern. Seligman meint, daß im Zentrum der Depression etwas Einheitliches, alle diese Erfahrungen Verbindendes steht: Der depressive Mensch glaubt oder hat gelernt, daß er jene Aspekte seines Lebens, die Leiden erleichtern, Befriedigung verschaffen oder Nahrung sichern, nicht kontrollieren kann. Er ist überzeugt davon, daß er hilflos ist.

«Wenn jemand von einem anderen zurückgestoßen wird, den er liebt, hat er keine Kontrolle mehr über diese wichtige Quelle von Glück und Bestätigung. Wenn ein Elternteil oder ein Partner stirbt, kann der Trauernde durch nichts mehr bei dem Toten Zuwendungsreaktionen auslösen. Krankheit und Alter sind Bedingungen für Hilflosigkeit par excellence: Das Individuum erlebt seine eigenen Reaktionen als unwirksam und ist auf die Pflege anderer angewiesen.» (Seligman 1992, S. 89)

Ursachen in der frühkindlichen Entwicklung

Seligman vertritt die Sichtweise, daß die Einstellung eines Kindes oder eines Erwachsenen gegenüber seiner eigenen Hilflosigkeit oder Kompetenz seine Wurzeln in der frühkindlichen Entwicklung hat. Vom Zeitpunkt seiner Geburt an lernt der Mensch, daß seine Reaktionen etwas auslösen. Der Säugling schreit und erhält darauf Zuwendung, Nahrung usw. Oder er lächelt, die Bezugsperson lächelt zurück. Schritt für Schritt lernt das Kind, bestimmte Aufgaben auszuführen, und erhält dafür Bestätigung und Anerkennung. Es entwickelt ein Gefühl von Kompetenz.

> «Wenn ein Kind über einen reichen Vorrat an Erfahrungen effektiver Kontingenzen (Möglichkeiten) von seinen Handlungen und deren Konsequenzen verfügt, entwickelt sich ein Sinn für Bewältigung. Reaktives mütterliches Verhalten ist von grundlegender Bedeutung für den Aufbau von Kompetenz.

Auf der anderen Seite werden die Wurzeln für Hilflosigkeit gelegt, wenn das Kind die Unabhängigkeit von seinen willentlichen Reaktionen und Konsequenzen erfahren muß. Die Trennung von der Mutter, Reizverarmung und nichtreaktives mütterliches Verhalten tragen zum Lernen von Unkontrollierbarkeit bei.» (Seligman 1992, S. 143)

Ein Kind, das zu Hause und in der Schule wiederholt Mißerfolge erlebt, beginnt, seinen Fähigkeiten zu mißtrauen, verliert die Motivation, wird ängstlich und depressiv.

Seligman betont, daß zu einer gesunden kindlichen Entwicklung beides gehört: Erfolgs- und Mißerfolgserlebnisse. Der Mangel an Erfahrung, auch mit Mißerfolgen fertig zu werden, kann sonst beim Jugendlichen wie beim Erwachsenen zu Hilflosigkeit führen.

> «Wenn ein junger Erwachsener keine Erfahrung mit der Bewältigung von Angst und Frustration sammeln konnte, wenn er niemals versagte und damit fertig wurde, wird er nicht fähig sein, Mißerfolg, Langeweile und Frustration in entscheidenden Situationen zu bewältigen. Zu viel Erfolg, zu viel Verwöhnung machen ein Kind hilflos, wenn es schließlich mit seinem ersten Mißerfolg konfrontiert wird.» (Seligman 1992, S. 150)

Ursachen von Hilflosigkeit im Alter

92,5 Prozent der betagten Menschen leben in relativer Unabhängigkeit und Selbständigkeit in ihren Wohnungen und Alterswohnungen. 7,5 Prozent leiden unter so großen Altersgebrechen oder Krankheiten, daß ein Heimeintritt oder eine Einweisung ins Spital unumgänglich wird (Altern in der Schweiz, Bericht der eidgenössischen Kommission, Bern 1995).

Der betroffene Betagte verliert dadurch in hohem Maß die Kontrolle über sein Leben und seine Lebensumstände. Ebenso schreitet der allgemeine Alterungsprozeß fort, ohne daß der Mensch eine wirksame Kontrolle darüber ausüben könnte. Der Verlust der Körperkräfte, Krankheiten, das Sterben von Freunden und Familienmitgliedern stehen außerhalb der Kontrollmöglichkeit des alten Menschen. Der Betroffene beginnt sich alt, hilflos und wertlos zu fühlen.

Resignation, Apathie und Depression auf der emotionalen Ebene, ein Verlust des Glaubens an die eigene Leistungsfähigkeit auf der kognitiven Ebene und Passivität auf der Verhaltensebene sind häufige Folgen dieser Lebenssituation.

Armut als Ursache von Hilflosigkeit

Armut ist nicht gleichzusetzen mit Hilflosigkeit. Ein bescheidenes Jahreseinkommen ruft noch nicht automatisch Hilflosigkeit hervor. Das Leben armer Menschen kann voller Momente von Mut und Überzeugung in die Wirksamkeit ihrer Handlungen und persönlicher Würde sein.

Aber schlechte Verdienstmöglichkeiten und damit ein niedriges Einkommen schränken die Entscheidungsfreiheit des Menschen ein. Die Situation bleibt – unabhängig von seinen eigenen Bemühungen – gleich. Extreme, erdrückende Armut löst Hilflosigkeit aus. Selten kann ein Mensch trotz dieser Armut ein Gefühl der eigenen Kompetenz und Menschenwürde bewahren. Armut wirkt sich psychologisch aus in Stagnation, Feindseligkeit und Bildungsunfähigkeit. Seligman vermutet, daß Armut neben allen anderen Auswirkungen die häufige und intensive Erfahrung von Unkontrollierbarkeit bedeutet. Unkontrollierbarkeit verursacht Hilflosigkeit. Diese führt zu Depression, Passivität und Mutlosigkeit bis zur Resignation.

Armut ist jedoch nicht nur ein finanzielles Problem, sondern ein Problem der individuellen Bewältigung, Würde und Selbstachtung. Dabei spielen sozio-kulturelle Faktoren (soziales Beziehungsnetz, Traditionen, in der Familie erlerntes Verhalten) sowie ökologische Faktoren (z.B. die Möglichkeit zur teilweisen Selbstversorgung) eine nicht zu unterschätzende Rolle.

Buchman et al. haben in einer soziologischen Studie im Rahmen eines nationalen Forschungsprogrammes die Zusammenhänge zwischen den gesellschaftlichen Bedingungen und dem Umgang mit Gesundheit und Krankheit untersucht. Sie gingen dabei von der Annahme aus, daß das Ausmaß an Ressourcen und Kompetenzen zur Streßverarbeitung weitgehend von der sozialen Stellung, dem Netzwerk sozialer Beziehungen eines Individuums sowie von kulturellen Vorgaben abhängig ist. Ebenso – die weitere Annahme – ist das Ausmaß an Streß in starkem Maße durch die soziale Lage eines Individuums bestimmt.

Die Resultate der Studie zeigten, daß soziale Gruppen, die geringeren Anteil haben an den gesellschaftlich bedeutsamen Gütern und Werten (Bildung, Beruf, Einkommen etc.), in stärkerem Maße von gesundheitlichen Problemen betroffen sind. Die Fähigkeit zur Bewältigung von Problemsituationen nimmt mit wachsender sozialer Randstellung ab. Die Ergebnisse belegen weiter, daß in tieferen sozialen Schichten, die geringere Einflußmöglichkeiten auf die Strukturierung des Verhältnisses zur Umwelt implizieren, äußere Bedingungen von Gesundheit und Krankheit in den Vordergrund rücken und die eigene Kapazität zur Bewältigung gesundheitlicher Probleme tiefer ausfällt (Buchman et al. 1995).

Erlernte Hilflosigkeit tritt also häufiger und stärker auf bei Menschen, die in schlechten sozialen Rahmenbedingungen leben.

Erleben und Bedeutung

Allgemeines

Jeder Mensch kennt das Gefühl von Hilflosigkeit aus eigenem Erleben, sei es in Phasen von depressiven Verstimmungen oder aus der Erfahrung mit relativ unbedeutenden, alltäglichen Geschehnissen und Mißerfolgen. Diese Tatsache erleichtert das Einfühlen in die psychische Verfassung der von Hilflosigkeit betroffenen Menschen.

Ausgeprägte Hilflosigkeit kann das Leben zu einem Kampf werden lassen. Gedanken von Versagen und Wertlosigkeit stehen im Vordergrund. Jede Aufgabe wird zu einem unüberwindbar scheinenden Hindernis. Jede Anstrengung macht todmüde. Der Betroffene fühlt sich niedergeschlagen, mutlos, interessenlos. Er meint sich der Situation oder dem Schicksal hilflos ausgeliefert. Dazu kommen Gefühle der Selbstverachtung und Schuld, Angst vor Gefahren und vor der Unkontrollierbarkeit von Situationen.

Hilflosigkeit hat aber noch weitere über das subjektive Erleben hinausgehende Wirkungen. Hilflosigkeit und Depression verzögern die Genesung bei verschiedenen Infektionskrankheiten. Hier kommt das Zusammenwirken von Psyche und Soma zum Ausdruck.

Organische Krankheiten können einen Spital- oder Heimeintritt notwendig machen. Nach Seligman berücksichtigen Institutionen jedoch viel zu wenig die Bedürfnisse ihrer Insassen nach Kontrolle über wichtige Lebensumstände.

«In eine Klinik eingeliefert zu werden und dann der Kontrolle über selbst einfache Dinge beraubt zu werden..., mag einem effizienten Arbeitsablauf in der Klinik förderlich sein, beschleunigt aber nicht die Genesung. Dieser Verlust an Kontrolle kann darüber hinaus einen organisch kranken Menschen weiter schwächen und seinen Tod verursachen.» (Seligman 1992, S. 172)

Hilflosigkeit in Heimen und Kliniken

Ruthemann, eine deutsche Psychologin mit Erfahrung in der Betreuung alter Menschen in Heimen, befaßt sich mit der «gelernten Hilflosigkeit» bei Heimbewohnern. Ihre Aussagen lassen sich jedoch übertragen auf Patienten in Kliniken wie auch auf pflegendes Personal. Nach Ruthemann geht es bei der gelernten Hilflosigkeit immer um die Diskrepanz zwischen dem, was ein Mensch gerne tun möchte, und dem, was ihm möglich ist. Sie nennt drei Bereiche des Verhaltens:

– Wunschraum (Wollen)
– Kontrollüberzeugung (Zutrauen)
– Handlungsspielraum (Können).

Im optimalen Fall überlappen sich die drei Räume weitgehend und bewirken damit psychisches Wohlbefinden. Der Mensch zeigt ein breitgefächertes Verhalten, das eine Vielzahl von objektiven Möglichkeiten, realistischen Wünschen und ein großes realistisches Zutrauen in die eigenen Fähigkeiten integriert; mit anderen Worten, Selbstverwirklichung (Ruthemann 1993).

Die Entstehung von gelernter Hilflosigkeit beim Heimbewohner ist eine Folge von Verlusten an «Räumen». Viele Möglichkeiten zur Lebensgestaltung, die früher selbstverständlich waren, wurden ihm durch den Heimeintritt genommen. Der Heimbewohner erlebt ständige Frustration, z. B. Einschränkungen durch eine Behinderung oder durch den vorgegebenen Tagesablauf, die Hausordnung etc. Der Handlungsspielraum ist eingeschränkt, der Mensch stößt an Grenzen.

Als Folge dieser Frustration reduziert sich nach Ruthemann der Bereich der Kontrollüberzeugung. Das heißt, der Heimbewohner traut sich nicht mehr viel zu, er ist verunsichert darüber, was er sich noch zutrauen kann. Schließlich traut er sich auch jene Dinge nicht mehr zu, die er in Wirklichkeit noch könnte. Er nimmt nicht mehr wahr, was er tatsächlich noch bewirken könnte.

Damit verschwindet – als nächste Stufe zur Entwicklung der gelernten Hilflosigkeit – der Wunschraum. Pessimismus, fehlende Zukunftsperspektiven, Passivität und Apathie sind die Merkmale dieser Phase. Der Wunsch zu beeinflussen ist verschwunden. Diese Heimbewohner verhalten sich ruhig, klagen nicht, können sich kaum mehr an etwas erfreuen.

In der gelernten Hilflosigkeit ist die Überzeugung, daß man etwas bewirken kann, drastisch reduziert (reduzierte Kontrollüberzeugung):

> «Dieses Zutrauen ist die Nahtstelle zwischen Wunsch und objektiven Möglichkeiten, und es reagiert empfindlich auf eine Einengung des Handlungsspielraumes und zieht bei Verlust an Zutrauen die krankhafte wunschlose Apathie nach sich. Das Verständnis dieser Kontrollüberzeugungen ist deshalb so wichtig, weil es oft vergessen wird: Es werden in guter Absicht mehr Wahlfreiheiten und Handlungsmöglichkeiten angeboten, aber nicht genutzt, wodurch die Anbieter den falschen Schluß ziehen, nämlich daß die Wahlmöglichkeiten gar nicht nötig seien, und sie deshalb wieder reduzieren. Objektive Handlungsmöglichkeiten alleine genügen nicht als Mittel gegen eine einmal eingetretene gelernte Hilflosigkeit!» (Ruthemann 1993, S. 75)

Für Ruthemann ist «gelernte Hilflosigkeit» kein kurzfristiger Zustand, sondern ein negativer Veränderungsprozeß, der sich zum Teufelskreis schließt.

Für die Pflege ist die Beachtung der Entstehungsmechanismen, die zu diesem Teufelskreis führen, von großer Bedeutung.

Verhalten und Erscheinungsformen

Allgemeine Hinweise

Das Verhalten von Menschen, die unter Hilflosigkeit leiden, ist individuell geprägt durch Charakter, familiäre und gesellschaftliche Sozialisation. Einige von ihnen drücken ihre Hilflosigkeit in Worten und Gesten aus, andere wiederum scheuen sich davor, ihre Befindlichkeit gegen außen zu zeigen oder gar um Hilfe zu bitten.

Sich helfen lassen müssen scheint für viele Menschen sehr schwierig zu sein, es paßt nicht so recht in ihr Selbstbild. Die Tatsache, Hilfe annehmen zu müssen, bedroht nach Meueler die Selbstachtung, die Unabhängigkeit, das eigene Vermögen, mit der Situation klarzukommen. Um Hilfe bitten zu müssen bedeutet, sich dem anderen ein Stück weit auszuliefern. Es bedeutet ein Eingeständnis der eigenen Schwäche, Unsicherheit und Hilflosigkeit (Meueler 1991).

«Gelernte Hilflosigkeit» kann viele Gesichter haben: der angepaßte, liebenswerte Heimbewohner, der keine Wünsche hat, der aggressive, sich auflehnende oder der passive, still vor sich hin leidende Mensch. Pflegepersonen sowie Angehörige betagter Menschen kennen typische, von Trauer, Niedergeschlagenheit und Hilflosigkeit zeugende Aussagen wie:

- man kann ja nichts mehr tun, ist zu nichts mehr nutze
- früher hat man alles selber gemacht, heute braucht man für alles eine Hilfe
- es ist schlimm, dauernd auf jemanden angewiesen zu sein

– man kommt sich so wertlos vor, so abhängig
usw.

Konkrete Phänomene

Merkmale, die auf einen Zustand der Hilflosigkeit hinwiesen können, sind:

subjektive: verbale Äußerungen wie
– keine Kontrolle über Ereignisse zu haben
– sich hilflos, machtlos, unfähig zu fühlen
– die Situation nicht beeinflussen zu können
– nichts (mehr) wert zu sein
– versagt zu haben
– Angst, erneut zu versagen
– sich zu schämen
– selber Schuld an der Situation zu tragen
– nicht mehr zu wissen, was man sich wünschen würde, was jetzt gut und richtig wäre
– keine guten Eigenschaften mehr an sich zu sehen
– sich traurig zu fühlen
– nicht mehr lachen zu können, fröhlich sein zu können
– Suizidgedanken zu haben

objektive:
– passive, apathische Haltung
– hektisches, ungezieltes Verhalten
– Weinen
– langsamer Gang, verlangsamte Sprache
– Angst
– von Sorgen eingenommen sein
– Rückzug
– Entscheidungsunfähigkeit
– zögerndes Verhalten
– Vernachlässigung der äußeren Erscheinung
– fehlender Augenkontakt
– introvertierte Körperhaltung
– Schlafstörungen
– Gewichtsverlust
usw.

Es kann in der Praxis notwendig sein, die Symptome von Hilflosigkeit und Depression auseinanderzuhalten. Die Symptome beider Zustände weisen Parallelen auf, wie *Tabelle 2* zeigt (Seligman 1992, S. 102).

Tabelle 2: Zusammenfassung von gemeinsamen Merkmalen bei gelernter Hilflosigkeit und Depression (aus Seligman 1992, S. 102).

	Hilflosigkeit	Depression
Symptome	Passivität, Schwierigkeit zu lernen, daß Reagieren zu Erleichterung führt. verschwindet mit der Zeit, Mangel an Aggression. Gewichtsverlust, Appetitverlust, Libidoverlust, soziale Defizite, NA-Mangel, cholinerge Dominanz Magengeschwüre, Streß	Passivität, negative kognitive Einstellung. Zeitverlauf, nach innen gerichtete Feindseligkeit Gewichtsverlust, Appetitverlust, Libidoverlust, soziale Defizite, NA-Mangel, cholinerge Dominanz Magengeschwüre (?) Streß Hilflosigkeitsgefühle
Ursache	Lernen, daß Reagieren und Verstärkung unabhängig sind	Überzeugung, daß Reagieren zwecklos ist
Therapie	Direktive Therapie: erzwungene Reaktion, die Verstärkung herbeiführt Elektroschocktherapie Zeit Anticholinergika, NA-Stimulantien (?)	Wiederherstellung der Überzeugung, daß Reagieren Verstärkung herbeiführt Elektroschocktherapie Zeit NA-Stimulantien, Anticholinergika (?)
Prävention	Immunisierung durch Kontrolle über Verstärker	(?)

Interventionen

> «Die wirksamste Methode, um gelernte Hilflosigkeit aufzubrechen, ist die erzwungene Erfahrung, daß die eigenen Reaktionen Verstärkung herbeiführen.» (Seligman 1992, S. 95)

Es geht in der Pflege also darum, dem von Hilflosigkeit betroffenen Menschen Erfahrungen zu ermöglichen, in denen er die Wirksamkeit seines Handelns erkennen kann. Damit soll er schrittweise das Vertrauen in seine Kontrollüberzeugung zurückgewinnen und Kompetenz erfahren.

Jede Aktivität, die Hilflosigkeit vermindert, vermindert gleichzeitig die belastenden Gefühle, die Hilflosigkeit begleiten. In Heimen und Kliniken sollen deshalb die Bedürfnisse der Bewohner und Patienten nach Kontrolle über die wichtigen Lebensumstände vermehrt berücksichtigt werden.

> «Entscheidungen zu treffen und Handlungsausgänge zu beeinflussen, gilt in der psychologischen Forschung seit langer Zeit als grundlegendes und für die Aufrechterhaltung eines befriedigenden Lebens entscheidendes menschliches Bedürfnis.» (Wahl 1991, S. 108)

Die Aufgabe der Pflegenden besteht darin, daß sie eine sorgfältige Einschätzung der vorhandenen Kompetenzen und Inkompetenzen des Heimbewohners oder des Patienten vornimmt. Dabei geht es auch darum zu erfahren, wie der betagte Mensch selber sich sieht, wie er seine eigenen Fähigkeiten und Möglichkeiten sowie seine Selbstpflegedefizite bewertet.

Die Pflegeperson versucht also in einem ersten Schritt:

- die Ursachen zu erfassen, die Hilflosigkeit auslösen und/oder begünstigen
- das Ausmaß der vom betroffenen Menschen wahrgenommenen Hilflosigkeit zu ermitteln,

um dann gezielter in einem zweiten Schritt dem Betroffenen

- Unterstützung zu geben beim Erkennen von Faktoren und Situationen, über die er Kontrolle hat oder über die er Kontrolle wünscht
- ihn in der Verminderung von hilflosem Verhalten zu unterstützen.

Das heißt konkret gegenüber dem betroffenen Menschen:

- eine therapeutische Beziehung aufzubauen, dem Pflegeempfänger mit Wertschätzung zu begegnen
- Zeit für gezielte Gespräche einzusetzen
- ihn aufzufordern, Fragen zu stellen
- hilfloses Verhalten, Wut und Hoffnungslosigkeit zu akzeptieren
- ihn nicht zu korrigieren
- Gespräche über rationales Denken, Vernunftaufforderungen etc. zu vermeiden
- ihm zu helfen zu erkennen, wozu er selber fähig ist
- ihn an Entscheidungen über Tagesplan, Essen, Körperpflege, Freizeitgestaltung etc. zu beteiligen
- ihn zu unterstützen, realistische Ziele zu setzen und diese in kleinen Schritten anzugehen
- ihm die Selbstkontrolle soweit als möglich zu überlassen (keine unnötigen Überwachungen und Verhaltensregeln)
- ihn zu ermutigen und ihm bei gewünschten Verhaltensweisen positive Bestätigung zu geben

usw.

Alle diese Maßnahmen und Verhaltensweisen haben zum Ziel, dem Pflegeempfänger zu zeigen, daß er der momentanen Lebenssituation und seiner Umgebung nicht hilflos ausgeliefert ist.

Pflegende brauchen fundierte Kenntnisse über die Zusammenhänge zwischen dem Verhalten von hilflosen Menschen und dem Entstehungsmechanismus der erlernten Hilflosigkeit. Aktives Zuhören ist deshalb in der Pflegearbeit von ausschlaggebender Bedeutung. Nach Ruthemann hat bereits das Zuhören helfende Wirkung, weil es Wissensermittlung bedeutet. Auch beiläufig geäußerte Randbemerkungen können für die Pflege wichtige Informationen beinhalten. Es geht in der Pflege von hilflosen Menschen darum, Wunschraum, Handlungsspielraum und Kontrollüberzeugung zu einer besseren Überlappung zu verhelfen (Ruthemann 1993).

Am Beispiel des Heimbewohners, dessen Handlungsspielraum naturgemäß eingeschränkt ist, heißt das zweierlei:

- Hilfe und Unterstützung im Umgang mit unvermeidbaren Einschränkungen des Handlungsspielraumes (Verlust der Gesundheit, Rollenverlust, Verlust des eigenen Haushaltes etc.)
- Hilfe und Unterstützung im Umgang mit vermeidbaren Einschränkungen des Handlungsspielraumes, d. h. Freiheiten möglichst nicht zu nehmen und Freiheiten zurückzugeben sowie neue Freiräume zu schaffen.

> «Weil es ein derart mühsamer Weg ist, einen einmal apathisch gewordenen Heimbewohner wieder zu aktivieren, ist Prophylaxe erfolgversprechender: Es kommt weniger darauf an, viel zu geben, als weniger zu nehmen. Das gilt auch für den Handlungsspielraum. Die Maßnahmen zur Erweiterung des Handlungsspielraumes der Heimbewohner wirken vorbeugend und heilend.» (Ruthemann 1993, S. 127)

Die Autorin unterscheidet beim Handlungsspielraum folgende, einander ergänzende und sich gegenseitig beeinflussende Aspekte:

– Bewegungsfreiheit
– Beziehungsspielraum
– Tätigkeitsspielraum
– Aktivitätsspielraum
– Entscheidungsspielraum
– Kontrollspielraum.

> «Die Erweiterung des Handlungsspielraumes ist die unabdingbare Voraussetzung dafür, daß sich auch die psychohygienisch wichtige Kontrollüberzeugung, d. h. das Vertrauen in die eigenen Einflußmöglichkeiten, wieder entfalten kann.» (Ruthemann 1993, S. 129)

Alle in diesem Kapitel beschriebenen Pflegeinterventionen erfordern von den Pflegenden eine Haltung der Empathie und des Respektes gegenüber dem Pflegeempfänger sowie eine hohe Bereitschaft, sich in seine Lebenswelt einzufühlen.

Konsequenzen für die Pflege

Wirksame Pflege basiert auf einem Beziehungsprozeß und unterliegt einer Wechselwirkung. Viele Pflegende kennen das starke, oft überwältigende Gefühl der eigenen Hilflosigkeit angesichts von bedrückenden, hoffnungslos scheinenden Pflegesituationen. Schwerkranke Menschen im Endstadium, kaum zu beeinflussende Schmerzzustände, körperliche Entstellungen, seelisches Leiden, ausgeprägte Hilflosigkeit und manches mehr können solche belastenden Pflegesituationen darstellen.

Im Vordergrund steht für die Pflegeperson dann oft der brennende Wunsch, die unerträgliche Situation für den Pflegeempfänger zu ändern. Hinter diesem Wunsch stehen einerseits das Bedürfnis und die Verpflichtung, Hilfe zu leisten; andererseits aber auch das Bestreben, die eigenen schmerzhaften Gefühle des Mit-Leidens erträglich zu machen. Im Sinne der Theorie Seligmans heißt das, die

Pflegende versucht damit, Kontrolle über die Situation zu erhalten und die eigenen unguten Gefühle der Hilflosigkeit zu bekämpfen.

Häufig sind Pflegeinterventionen jedoch nicht erfolgreich. In vielen Fällen muß sich die helfende Person die Aussichtslosigkeit der eigenen Bemühungen, z. B. um die Wiederherstellung der Gesundheit alter Menschen, eingestehen. Ihre Arbeit gestaltet sich schwierig, aufreibend und demotivierend. In diesem Zusammenhang wird von der Gefahr des Ausbrennens gesprochen. Die Pflegende verausgabt sich, ohne daß sie gleichzeitig Maßnahmen trifft, die ihr genügend Energien für ihre berufliche Arbeit zurückgeben. Juchli, Tausch, Schmidbauer und andere Autoren fordern Pflegende auf, sich in Gesprächsgruppen mit Kolleginnen auszutauschen und dadurch Kräfte zurückzugewinnen.

«Als berufliche Helfer seine eigenen Gefühle zuzulassen und damit umgehen zu lernen heißt auch, über seine Schwächen, Ängste und Unzulänglichkeiten im Beruf mit anderen zu sprechen und sich darin zu klären.» (Tausch 1987, S. 165)

Verena Tschudin fordert Pflegende auf, bezüglich Ethik und Anteilnahme in der Beziehung immer wieder die Fragen zu stellen:

– Weshalb wollen wir eine solche Beziehung eingehen?
– Welche Motive führen uns dazu, etwas zu wollen, das schmerzlich, verunsichernd und verletzend sein kann?

(Tschudin 1988)

Schmidbauer macht auf das Vorhandensein des Helfer-Syndroms aufmerksam und damit auf die notwendige Balance zwischen Egoismus und Altruismus. Wichtigstes Merkmal des Helfer-Syndroms ist das Helfen als Abwehr von anderen Beziehungsformen und Gefühlen. Der hilflose Helfer (miß-)braucht den Hilfsbedürftigen als eine Art Droge. Daß ihn andere brauchen, wird zum Suchtmittel, auf das er nicht mehr verzichten kann. Auch er läuft Gefahr auszubrennen (Schmidbauer 1983). Im Sinne der Psychohygiene werden Pflegenden Ratschläge erteilt, die vor allem Abgrenzungsstrategien und Beziehungskontrolle beinhalten.

Benner äußert sich kritisch zu dieser Ansicht. Sie plädiert für eine anteilnehmende, engagierte Beziehung von Pflegenden gegenüber Pflegeempfängern. Sie ist der Überzeugung, daß Pflegende dadurch heilsame Beziehungen schaffen, die dem Gesundungsprozeß des Patienten förderlich sind und die Kraft, Hoffnung, Zuversicht und Vertrauen geben. Zum Problem des Burnout meint sie:

> «Zwar stimmt es, daß Menschen, die im sozialen Bereich arbeiten, auf sich aufpassen müssen, Pausen, Urlaub und Abwechslung brauchen, gerecht bezahlt werden müssen und keinen zu großen Anforderungen ausgesetzt werden dürfen, es stimmt jedoch nicht, daß der beste Schutz gegen Burnout in Abgrenzungs- und Kontrollstrategien liegt, in der Abwehr von Anteilnahme, von Mitgefühl mit Patienten und Klienten. Wir halten diese Strategien nicht für wirkungsvoll, weil sie den Betroffenen kaum gegen den Schmerz abschirmen, jedoch viel Energie kosten und verhindern, daß Ressourcen zur Bewältigung der Situation verfügbar werden.» (Benner 1994)

Eine anteilnehmende, engagierte Haltung ist nach Benner die Voraussetzung für kompetente, kreative Problemlösung in der Pflegearbeit.

Im Umgang mit Menschen, die unter erlernter Hilflosigkeit leiden, übernimmt die Pflegende hauptsächlich die Rolle der Begleiterin und der Beraterin. Als Begleitperson ist sie für den Patienten oder Heimbewohner jederzeit ansprechbar. Sie ist einschätzbar, geht mit, treibt gelegentlich zur Eile, rät dann wieder zur Gemächlichkeit, ist stellenweise unverzichtbar und dann wieder über weite Strecken überflüssig (Meueler 1989).

Je stärker der Begleitete auf die Begleiterin angewiesen ist, desto mehr wird die Begleitung zur Beratung. Diese Beratung durch die Pflegeperson hat zum Ziel, die eigenen Kräfte des Pflegeempfängers zu wecken, sein Denken zu mobilisieren, ihn zur Problemanalyse anzuleiten und den Weg zur Problemlösung so zu ebnen, daß er selbst die problemlösenden Entscheidungen trifft und diese dann auch selbst verantworten kann.

Es ist für die Pflegeperson von großer Bedeutung, daß sie sich dieser Rollen immer wieder bewußt wird. Sie schützt sich dadurch vor unrealistischen Erwartungen an ihr eigenes berufliches Handeln und damit letztlich vor dem Ausbrennen.

Literatur

Verwendete Literatur

Benner, P: Stufen zur Pflegekompetenz, Huber Verlag, Bern 1994
Buchmann, M et al.: Der Umgang mit Gesundheit und Krankheit im Alltag, Haupt Verlag, Bern, 1985
Doenges, ME/ Moorhause, MF: Pflegediagnosen und Maßnahmen, Huber Verlag, Bern, 1993
Juchli, L: Pflege, Thieme Verlag, Stuttgart, 1994
Meueler, E: Wie aus Schwäche Stärke wird, Rowohlt Taschenbuch, Reinbek, 1989
Ruthemann, U: Aggression und Gewalt im Altenheim, Recom Verlag, Basel, 1993

Schmidbauer, W: Die hilflosen Helfer, Rowohlt Verlag, Reinbek, 1977
Schmidbauer, W: Helfen als Beruf, Rowohlt Verlag, Reinbek, 1983
Seligman, MEP: Erlernte Hilflosigkeit, Psychologie Verlags Union, Weinheim, 1992
Tschudin, V: Ethik in der Krankenpflege, Recom Verlag, Basel, 1988
Wahl, HW: Das kann ich allein, Selbständigkeit im Alter: Chancen und Grenzen, Huber Verlag, Bern, 1991

Weiterführende Literatur

Barder, L et al.: Depression and issues of control among elderly people in health care settings, Journal of Advanced Nursing 20, 1994, p. 597–604
Engel, GL: Psychisches Verhalten in Gesundheit und Krankheit, Huber Verlag, Bern, 1970
Heim, E/Willi, J: Psychosoziale Medizin, Springer Verlag, Heidelberg, 1986
Juchli, L: Heilen durch Wiederentdecken der Ganzheit, Kreuz Verlag, Stuttgart, 1993
Käppeli, S (Hrsg.): Pflegekonzepte, Huber Verlag, Bern, 1993
Kegan, R: Die Entwicklungsstufen des Selbst, Kindt Verlag, München, 1986
Leibundgut, B: Wege aus der erlernten Hilflosigkeit, Krankenpflege 12/95, S. 54–59
Näf, E: Zur psychosozialen Pflege von Frauen mit einer Fehlgeburt, Diplomarbeit Höfa 2. Aarau, 1994
Schnyder, U: Krisenintervention in der Psychiatrie, Huber Verlag, Bern, 1993
Schuhmacher, R: ... verhungern dürfen sie nicht und erfrieren auch nicht ... Wie verhalten sich Pflegende im Umgang mit verwahrlosten Patienten unter Berücksichtigung der Selbstbestimmung? Diplomarbeit Höfa 2, SBK, Zürich, 1994
Tausch, A: Gespräche gegen die Angst, Rowohlt Taschenbuch, Reinbek, 1987

Angst

J. Bühlmann

Konzeptbezeichnung inkl. Definition

Kurzbeschreibung

Angst ist ein vitales Grundgefühl des Menschen. Sie gehört zur menschlichen Existenz und wird als psychische Grundfunktion betrachtet. Angst spiegelt unsere Abhängigkeit und läßt uns unsere Grenzen erleben. Gefühle der Angst treten in Situationen auf, in welchen die Sicherheit und Integrität einer Person bedroht sind, in welchen ihr eine adäquate Reaktion nicht möglich scheint, in denen sie sich hilflos und orientierungslos fühlt und in denen sie die Kontrolle und Steuerung des eigenen Ichs zu verlieren droht.

Angst beengt den Menschen, erregt und lähmt seinen Willen und ist mit körperlichen Begleiterscheinungen verbunden.

Sie tritt dort auf, wo der Mensch im Verlaufe seiner Entwicklung einer Situation nicht oder noch nicht gewachsen ist. Angst zeigt physische Gefahren und psychische Bedrohung auf und ist somit ein sinnvolles Warnsignal für das Individuum.

Definitionen in der Psychologie

Das Wort Angst ist verwandt mit dem lateinischen Begriff «angustus», d. h. «eng», und dem englischen «anxiety».

Angst wird bezeichnet als «ein mit Beengung, Erregung, Verzweiflung verknüpftes Lebensgefühl, dessen besonderes Kennzeichen die Aufhebung der willensmäßigen und verstandesmäßigen Steuerung der Persönlichkeit ist» (Dorsch 1994, S. 35).

Webster (1976) bezeichnet Angst als qualvolle innere Unruhe wegen eines drohenden oder befürchteten Unheils. Für Eidelberg ist sie ein Unbehagen, das man empfindet, wenn der betreffende Gegenstand unbekannt ist, sowie die Vorahnung, daß man von einer inneren oder äußeren Macht überwältigt werden wird (nach Levitt 1987, S. 16).

Stufen der Angst

Angst kann in ihrem Erleben und in ihrer Intensität sehr unterschiedlich sein. Folgende Stufen werden in der psychologischen Literatur unterschieden:

1. Stufe:
Sorge, Vorsorge, Unsicherheit. Hier ist der Mensch besorgt, macht sich Sorgen, was oft zu einem Aufgeregtsein und einer übertriebenen Wahrnehmung der eigenen Körperempfindungen führt (Schwarzer 1981, S. 80).

2. Stufe:
Angst. Die Angst kann sowohl als Zustand wie auch als Eigenschaft einer bestimmten Person in Erscheinung treten, sie kann real oder unreal sein:

– Angst als Zustand: nach Spielberger stellt diese Art der Angst einen emotionalen Zustand dar, welcher durch Anspannung, Nervosität, innere Unruhe und Furcht vor zukünftigen Ereignissen gekennzeichnet ist. Dieser Zustand wird bewußt erlebt, das Individuum kann daher seine Erfahrung mitteilen (Dorsch 1994, S. 36; Schwarzer 1981, S. 81).
– Angst als Eigenschaft (beim ängstlichen Menschen) «ist nach Spielberger eine erworbene, zeitstabile Verhaltensdisposition, welche bei einem Individuum zu Erlebens- und Verhaltensweisen führt, eine Vielzahl von objektiv wenig gefährlichen Situationen als Bedrohung wahrzunehmen, auch wenn diese Bedrohung nicht besteht» (Dorsch 1994, S. 35).
– reale Angst: diese Angst signalisiert Gefahren und stellt Energie bereit. Sie kann vom gesunden Menschen in der Regel als einmaliges Erlebnis ohne Schaden überwunden werden (Flöttmann 1993, S. 15).
– unreale Angst: diese pathologische Form entspringt der Phantasiewelt, sie ist ein Produkt der Innenwelt dieses Menschen und kann krank machen (z. B. Spinnenphobie, Platzangst usw.) (Flöttmann 1993, S. 15).

3. Stufe:
Panik. Panik wird durch ein Übermaß von Angst ausgelöst und als ein destruktives Erlebnis bezeichnet, welches extreme, zerstörerische Reaktion hervorruft und kein gezieltes Handeln mehr zuläßt (Erni 1989, S. 21; Wesiak 1981, S. 39).

Definitionen in der Pflege

1980 wurde «Angst» von der NANDA als Pflegediagnose aufgenommen, mit der Definition: «Angst ist ein vages, unsicheres Gefühl, dessen Ursache diesem Menschen oft unklar oder unbekannt ist.» Die Autoren differenzieren zwischen geringfügiger, mäßiger, ausgeprägter und panischer Angst.

Die NANDA unterscheidet zwischen Furcht und Angst. Furcht ist definiert als «ein Gefühl des Schreckens, das sich auf eine erkennbare, für diesen Menschen bedeutende Ursache bezieht» (Doenges 1995, S. 89/112).

1952 erscheint das Konzept Angst erstmals in der Krankenpflegeliteratur. Angst wurde bereits damals als häufige Erscheinung in der Pflege beschrieben und in verschiedenen Studien als eines der wichtigsten Pflegephänomene erwähnt. Angst hat somit bereits eine lange Geschichte in der Krankenpflege, und sie wird weiterhin ein wichtiges Problem sein, mit welchem sich die Pflege auseinanderzusetzen hat.

Peplau hat das Pflegewissen zum Konzept Angst maßgeblich geprägt. Sie unterscheidet – analog Carpenito – bei der Angstintensität vier Grade:

– milde Angst
– gemäßigte Angst
– starke Angst
– Panik.

Sie beschreibt diese Grade anhand der Auswirkungen auf das Wahrnehmungsfeld und die Möglichkeit, Aufmerksamkeit auf ein bestimmtes Objekt zu richten.

Bei der Angst im Zusammenhang mit Phobien, Obsessionen und Zwängen überträgt das Individuum erlebte Ängste und Gefahren auf neue Ereignisse oder Objekte, ohne diese neue Situation zu überprüfen. Dieses Verhalten ist ein Abwehrmechanismus. Das Individuum will die in früheren Situationen erlebten massiven Ängste aus Selbstschutz unbedingt vermeiden (Peplau in Heuer 1995, S. 41).

Carpenito definiert Angst als einen Zustand, in welchem eine Person Gefühle von Unbehagen und Besorgnis empfindet und das autonome Nervensystem auf eine vage, unspezifische Art reagiert. Die Reaktionen auf eine Bedrohung spielen sich zwischen milder Angst bis zu Panik ab (1995, S. 127).

Juchli beschreibt Angst als ein seelisches Phänomen, das immer auch eine leibliche Grundlage hat und somit immer psychosomatisch ist (Juchli 1991, S. 59).

Da die Beziehungen zwischen den beiden Konzepten Angst und Furcht sehr eng sind und im deutschen Sprachgebrauch die Menschen diesen Unterschied in der Regel nicht vornehmen, werden sowohl in der Pflege wie auch in anderen Disziplinen diese beiden Fachausdrücke oftmals gleichbedeutend gebraucht (auch bei Peplau ist keine Unterscheidung zu erkennen).

Mögliche Ursachen

Allgemeine Ursachen der Angst

In der Psychologie werden Einflüsse der Vererbung und Veranlagung als wichtige Ursache für die Art, wie Individuen Angst erleben, aufgeführt.

Laut Riemann «tritt Angst immer dort auf, wo wir uns in einer Situation befinden, der wir nicht oder noch nicht gewachsen sind. Jede Entwicklung, jeder Reifungsschritt ist mit Angst verbunden, denn er führt uns in etwas Neues, bisher nicht Gekanntes und Gekonntes, in innere und äußere Situationen, die wir noch nicht und in denen wir uns noch nicht erlebt haben. Alles Neue, Unbekannte, Erstmals-zu-Tuende oder -zu-Erlebende enthält, neben dem Reiz des Neuen, der Lust am Abenteuer und der Freude am Risiko, auch Angst. Da unser Leben immer wieder in Neues, Unvertrautes und noch nicht Erfahrenes führt, begleitet uns Angst immerwährend. Sie kommt am ehesten ins Bewußtsein an besonders wichtigen Stellen unserer Entwicklung, da wo alte, vertraute Bahnen verlassen werden müssen, wo neue Aufgaben zu bewältigen oder Wandlungen fällig sind.» (Riemann 1995, S. 9).

Demnach gibt es völlig normale, alters- und entwicklungsbedingte Ängste, die der gesunde Mensch durchsteht, deren Bewältigung für seine Fortentwicklung wichtig ist.

Peplau spricht auch von Angst in der zwischenmenschlichen Beziehung. Diese entsteht, wenn Würde und Prestige des anderen verletzt werden, ohne daß dieser die Möglichkeit hat, der Situation zu entfliehen (Heuer 1995, S. 36). Diese Angst ist häufig anzutreffen in Abhängigkeitsverhältnissen, was durchaus auch zwischen Pflegenden und Patienten ein Thema ist.

Angst wird in der heutigen Zeit oftmals auch als gesellschaftliches Phänomen gesehen. Eine statistische Umfrage bei 482 Personen der Schweizer Bevölkerung aus dem Jahre 1987 gibt interessante Hinweise auf Häufigkeiten und Formen der Angst. 75 % der befragten Menschen haben Angst vor Krankheit (an 3. Stelle), 58 % haben Angst vor dem Tod (an 7. Stelle). Als größte Angst wird von 84 % der

Befragten die Angst genannt, einen nahestehenden Menschen zu verlieren (Pöldinger 1988, S. 24–41).

Erni stellt detailliert dar, wie Angst den Körper in maximale Alarmbereitschaft versetzt:

> «Das Großhirn als das jüngste Organ in der Evolutionskette nimmt durch die Sinnesorgane einen äußeren Reiz als Gefahr wahr; es leitet die Emotion über das Zwischenhirn, den Hypothalamus, an die Gehirnanhangdrüse (Hypophyse), die ihrerseits das Hormon ACTH (adrenocorticotropes Hormon) direkt in die Blutbahn ausschüttet. Dadurch wird die Nebennierenrinde gereizt, die nun selbst mit der Ausschüttung von Hormonen beginnt. So wird der ganze Organismus mit seinen wichtigsten Organen in Hochspannung versetzt; gleichzeitig ist über den Hypothalamus auch das vegetative Nervensystem aktiviert worden. Dieser Zustand höchster Alarmbereitschaft wird an das Großhirn gemeldet. Dort befindet sich die retikuläre Formation (reticularis = netzartig), ein Netzwerk von Nervenfasern als Grundlage für Meldekreise und Rückkoppelungen. Von dort aus wird das Großhirn noch mehr angefeuert: Der Mensch wird noch aufmerksamer, wacher, er nimmt jetzt besonders scharf wahr. Eine optimale Auseinandersetzung mit der Gefahr ist möglich: Denken und Handeln können einsetzen, die Motorik wird bestmöglich aktiviert.» (Erni 1989, S. 19/20)

Pflegebezogene Ursachen der Angst

Die NANDA führt eine Reihe möglicher Faktoren auf, wie situative und entwicklungsbedingte Krisen, Bedrohungen und Veränderungen des Gesundheitszustandes, Todesangst usw. (Doenges 1995, S. 89). Mögliche Faktoren der Furcht sind noch in Bearbeitung bei der NANDA. Wie aber in der Definition enthalten, werden hier die Ursachen auf erkennbare Gründe zurückgeführt.

Roper erwähnt Angst im Zusammenhang mit dem Sterben als Angst vor dem Tod, vor Schmerzen, dem Vorgang des Sterbens, als Angst, die Kontrolle und menschliche Würde zu verlieren, sowie auch die Angst vor Einsamkeit und Zurückweisung. Als weitere Gründe der Angst führt sie Untersuchungen auf, bei denen beim Betroffenen Ungewißheit darüber besteht, was er zu tun haben wird, wie er reagieren wird und wie das Resultat ausfallen wird (Roper 1987, S. 540/262/301).

Die Ursachen von Angst können für eine Patientin oder einen Patienten – abgesehen von seiner persönlichen Disposition – verschiedener Natur sein. Allen Pflegenden bekannt und in der Literatur beschrieben ist die Angst

– vor dem Spitaleintritt
– vor Schmerzen

- vor bestimmten Behandlungen
- vor bevorstehenden chirurgischen Eingriffen, oftmals am größten bis zum Operationstermin, unmittelbar vor der Operation durch die Prämedikation gedämpft (Wesiak 1981, S. 59)
- vor der Verlegung von der Intensivstation auf die Bettenstation (Sicherheitsverlust)
- vor persönlichen Veränderungen
- vor vorübergehender oder dauernder Invalidität
- vor Trennung von der Familie
- vor dem Tod.

Carpenito führt ebenfalls eine Reihe von Gründen für Angst auf: aktuelle oder drohende Ereignisse bezüglich der persönlichen Situation oder in der Umgebung, im Zusammenhang mit:

- Bedrohung des Selbstkonzeptes durch Veränderung oder Verlust des Status oder von wichtigem Besitz, Pension
- Verlust von wichtigen Bezugspersonen durch Scheidung, Trennung, Umzug, Tod
- Verletzung der körperlichen Integrität bei Unfällen, chirurgischen Eingriffen, Krankheit und Tod
- Veränderung der Umgebung wie Spitaleintritt, Umzug, Sicherheitsrisiken, Schadstoffe
- Entwicklungen im Laufe des Lebens mit Veränderung des Selbstkonzeptes wie Schwangerschaft, Alterungsprozesse, Verlust körperlicher Fähigkeiten.

(Carpenito 1995, S. 128)

Untersuchungen weisen darauf hin, daß mangelnde Informationen Angst auslösen oder vergrößern können (Levitt 1987, S. 165/166).

Als besonders angstgebunden bezeichnet Busch alle Krankheiten im Zusammenhang mit dem Herzen, da die Menschen um die vitale Funktion des Herzens wissen, aber auch religiöse und mystische Vorstellungen den Sitz der Seele im Herzen annehmen. Für Busch ist der Kontrollverlust und das Gefühl, nicht mehr frei handeln und entscheiden zu können, eine wichtige Ursache für die Angst der Patienten (Busch 1994, S. 135).

Bei Menschen aus fremden Kulturen löst eine Hospitalisation zusätzlich Angst aus durch unausweichliche Konfrontation mit sehr viel Fremdartigem.

Oftmals steht «Angst» in Form einer Syndrompflegediagnose in Verbindung mit weiteren Pflegediagnosen, wie z. B. Atemnot, Abhängigkeit, Ungewißheit etc. Hier ist Angst als Folge anderer Pflegediagnosen zu sehen und anzugehen.

Erleben und Bedeutung

Erleben und Bedeutung allgemein

Angst gehört zu unserem Leben wie Essen und Trinken, ist ein elementares Lebensgefühl wie Lust, Unlust, Freude, Trauer. Somit kann es ein Leben ohne Angst nicht geben (Erni 1989, S. 36).

Für Peplau ist Angst grundsätzlich nichts Negatives. Sie ist ein natürliches Warnzeichen, das unsere Aufmerksamkeit auf etwas Bedrohliches lenkt. Angst kann Kräfte freisetzen, um ein Problem zu lösen oder Bedrohung abzubauen, und kann somit als Auslöser eines Problemlösungsprozesses verstanden werden. Angst ruft immer das Bedürfnis nach Sicherheit hervor (Heuer 1995, S. 36).

Für Riemann bleibt es eine unserer Illusionen zu glauben, ein Leben ohne Angst leben zu können; sie gehört zu unserer Existenz und ist eine Spiegelung unserer Abhängigkeiten und des Wissens um die Sterblichkeit. Wir haben meist die Neigung, ihr auszuweichen, sie zu vermeiden, und wir haben mancherlei Techniken und Methoden entwickelt, sie zu verdrängen, sie zu betäuben oder zu überspielen und zu verleugnen.

Das Erlebnis «Angst» gehört somit zu unserem Dasein. So allgemeingültig das ist, erlebt doch jeder Mensch seine persönliche Abwandlung der Angst, «der» Angst, die es sowenig gibt wie «den» Tod oder «die» Liebe und andere Abstraktionen. Jeder Mensch hat seine persönliche, individuelle Form der Angst, die zu ihm und seinem Wesen gehört, wie er seine Form der Liebe hat und seinen eigenen Tod sterben muß.

Es gibt also Angst nur erlebt und gespiegelt von einem bestimmten Menschen, und sie hat darum immer eine persönliche Prägung, bei allen Gemeinsamkeiten des Erlebnisses Angst an sich. Diese unsere persönliche Angst hängt mit unseren individuellen Lebensbedingungen, mit unseren Anlagen und unserer Umwelt zusammen; sie hat eine Entwicklungsgeschichte, die praktisch mit unserer Geburt beginnt. Wenn wir Angst einmal ohne «Angst» betrachten, bekommen wir den Eindruck, daß sie einen Doppelaspekt hat; einerseits kann sie uns aktiv machen, anderseits kann sie uns lähmen. Angst ist immer ein Signal und eine Warnung bei

Gefahren, und sie enthält gleichzeitig Aufforderungscharakter, nämlich den Impuls, sie zu überwinden (Riemann 1995, S. 7–9).

Angst hat eine starke Negativbewertung in der Gesellschaft:

- als Zeichen von Schwäche und Konfrontation mit der eigenen Begrenztheit
- als Zeichen des Ausgeliefertseins, das andere einlädt, unsere Schwäche auszunützen
- als Zeichen von Untüchtigkeit, der mangelnden Fähigkeit, mit der Situation zurechtzukommen,
- als eine Störung und deshalb als lästig.

Daraus folgt, daß der einzelne seine Angst verbirgt (Erni 1989, S. 10).

Krankheitsspezifisches Erleben

Roper erwähnt, daß Angst für einen Menschen sehr belastend sein kann, und sie sieht Angst und Furcht als normale Reaktion des Menschen auf Krankheit (1987, S. 540).

> «Von praktischer klinischer Bedeutung sind die starken somatischen Auswirkungen der Angst. Kaum eine andere affektive Regung zeigt so deutlich, daß Körper und Seele unzertrennbare Einheiten darstellen ... Es kommt zu einem Teufelskreislauf, wenn die Angst weiter steigt.» (Busch 1994, S. 139)

Besonders wertvolle Beiträge aus dem Erleben schwerkranker Menschen schildert Tausch (1989, S. 11–25). So hat sie z.B. in einer Untersuchung bestätigt gefunden, daß viele Krebspatienten die Angst im Zusammenhang mit ihrer Krankheit als eines der Probleme angeben, die sie am stärksten belasten. Sie leiden unter der Angst «vor dem ausbleibenden Heilerfolg», «vor Wiedererkrankung», «vor dem Tod». Tausch läßt verschiedene Patientinnen zu Worte kommen. Eine Frau erzählt: «Ich habe vor der Operation sehr viel Angst gehabt, Krebs zu bekommen, weil man durch Illustrierte und Zeitungen so sehr beeinflußt worden ist. Jeden Tag liest man über Krebs etwas, so daß ich mir sagte, hoffentlich hast Du keinen Krebs. Ich hatte schon furchtbare Vorstellungen. Dann kam der Befund, den mußte ich verkraften. Aber irgendwie habe ich etwas die Angst überwunden, weil ich keine Angst mehr zu haben brauche, daß ich Krebs bekomme.

Ich habe ihn nämlich.» (S. 11/12) Dieses Beispiel gibt die Ungewißheit als Ursache der Angst wieder, aber auch negative Einflüsse der Medien. Tausch gibt das Erleben weiterer Frauen wieder:

> «Katrin: Die Angst, daß wieder etwas entdeckt wird, die habe ich jedes Mal wieder. Weltuntergangsstimmung ist das vor jeder Nachsorgeuntersuchung. Es ist reine Todesangst. Maike: Ein ganz starker wunder Punkt bei mir ist, daß ich unter Angstgefühlen leide. Jetzt nach meiner zweiten Operation habe ich fast Angst, mittags einzuschlafen. Ich habe immer Angst, die Kontrolle zu verlieren ... Ich nehme mir durch meine Angst viel von meinem Lebensgefühl – was nicht nötig ist.» (S. 13/14)

Tausch schließt daraus, daß Menschen sich täglich um ihr Leben bringen.

> «Sie leben nicht wirklich. Die Angst zerrt an ihrer Lebenskraft. Sie ist wie der Kriechstrom beim Auto, der, für den Autofahrer nicht erkennbar, der Batterie Energie entzieht. Angst kostet den Menschen viele Körperkräfte und seelische Energien, die der Gesunde wie der Kranke sinnvoller einsetzen könnte.» (S. 14)

Eine weitere Patientin schildert: «Für mich ist das Leben im Grunde genommen nur halb so viel wert, trotz aller medizinischen Erkenntnisse und lebensverlängernden Maßnahmen, wenn da im Hintergrund immer die Angst schmort. Da fühlt man sich doch ziemlich allein gelassen.» (S. 16) Die Persönlichkeit prägt das Erleben. Ein Krebskranker: «Ich sitze so voller Angst. Diese Angst habe ich im Grunde genommen schon immer gehabt, obwohl ich das im Grunde genommen manchmal nicht zugebe.» (S. 18)

> «Viele Erkrankte machen sich durch ihre Ängste und negativen Vorstellungen von ihrer Krankheit, durch ihre Verschlossenheit und ungesunde Lebensführung zusätzlich krank.» (S. 20)

Eine weitere Patientin: «Bei jedem Wehwehchen habe ich Angst: Oh Gott, fängt das schon wieder an mit dem Krebs.» (S. 23) Ein Patient schildert sein Erleben zehn Tage nach einer Herzoperation: «Jede Nacht schwitze ich das Hemd naß. Auch das – sagt man mir – sei normal: die Anstrengung des Körpers, die Operationsfolgen zu verarbeiten. Vielleicht auch der nachträgliche Abbau von Ängsten, die vorher verdrängt worden sind. Die großen Sorgen sind vorüber, die kleinen machen sich groß.» (Busch 1994, S. 135–139)

Ob alle diese Gefühle nun – nach Doenges – Angst oder Furcht sind, ist schwer abzugrenzen. Als klares Beispiel von Furcht schildert Whitney das Erleben einer

Patientin vor einer Cholezystektomie. Diese Patientin fühlt sich ruhelos und kann in der Nacht vor der Operation schlecht schlafen. Sie geht häufig zur Toilette. Wenn die Pflegende sie instruiert über alles im Zusammenhang mit der Operation, kann sie sich schlecht konzentrieren. Wenn sie gefragt wird, wie sie sich fühlt, sagt sie, daß sie besorgt sei über drei Dinge: über die Vollnarkose, die postoperativen Schmerzen und darüber, wie ihre Wunde aussehen werde. Da die Patientin drei Gründe für ihre Angst so klar benennen kann, handelt es sich für Whitney hier um Furcht (Whitney 1994, S. 112).

Verhalten und Erscheinungsformen

Ausdrucksebenen der Angst

Die Redewendung «Vor Angst kopflos werden/den Verstand verlieren» sagt aus, daß Angst die Fähigkeit zu denken verändert. Ins Bewußtsein gelangte Angst beeinflußt Wahrnehmung und Konzentration (Flöttmann 1993, S. 23), aber auch viele andere Ebenen des Menschen (Psychologie-Lexikon 1992, S. 21/22):

– subjektive Ebene (Gefühlserleben)
– Ausdrucksebene (v. a. Mimik, Gestik)
– physiologische Ebene (Erregbarkeit des Körpers)
– Handlungsebene (Bewältigungs-, Vermeidungsstrategien)
– kognitive Ebene (Interpretation der Gesamtsituation).

Merkmale der Angst

Angst ist in unserem Organismus tief verwurzelt und drückt sich über unseren Körper sehr vielfältig aus. Die Symptome können in ihrer Kombination stark variieren. Doenges (1995, S. 89/90) führt die folgenden Merkmale im Zusammenhang mit der Angst auf:

subjektive Merkmale:
– erhöhte Anspannung
– verängstigt, zittrig
– übererregt, erschüttert, verzweifelt
– Besorgnis, Unsicherheit, Furchtsamkeit
– Unzulänglichkeit

- Furcht vor unklaren Folgen
- ausgedrückte Besorgnis um Veränderung der Lebensumstände
- beunruhigt, ängstlich, nervös
- schmerzvolle und anhaltend zunehmende Hilflosigkeit
- somatische Beschwerden
- Schlaflosigkeit
- Hoffnungslosigkeit
- Gefühl eines drohenden Unheils

objektive Merkmale:
- sympathotone Stimulation: kardiovaskuläre Erregung, periphere Vasokonstriktion, erweiterte Pupillen
- erhöhte Vorsicht, umherschauen
- wenig Augenkontakt
- fahrige Bewegungen (Herumschieben der Füße, Arm-Handbewegungen)
- vermehrtes Schwitzen
- Zittern, Tremor der Hände, Ruhelosigkeit
- Schlaflosigkeit
- angespannte Gesichtszüge
- zitternde Stimme
- Ichbezogenheit
- häufiges Wasserlassen
- wiederholtes Fragen
- beeinträchtigtes Funktionieren, Immobilität.

Zur Furcht führt Doenges als objektive Merkmale auf:

- Aggressivität, Angriffs-, Kampfhaltung
- aufgerissene Augen, erhöhte Wachsamkeit.

Carpenito strukturiert ihre Hinweise auf Angst wie folgt:
- allgemeine Erscheinung wie Gesichtsausdruck, Körperhaltung
- Kommunikationsmuster wie Gesprächsinhalte, Gedanken- und Redefluß
- Verhalten gegenüber Pflegenden und Angehörigen
- Eßverhalten und Ernährungszustand
- Ruhe- und Schlafverhalten
- Wahrnehmen der persönlichen Hygiene
- Bewegung, Aktivität

Sie unterscheidet im Umgang mit der aktuellen Situation:

– Steigerung der Aktivität wie Ruhelosigkeit, erhöhter Alkohol-, Nikotin- oder Drogenkonsum, Aggression
– Passivität wie Depression, Rückzug, Blockiertsein
– Somatisieren in Kopfschmerzen, Atemnot, Anspannung, Hautausschlägen, Anorexie, Menstruationsstörungen.
(Carpenito 1995, S. 130–131)

Peplau beschreibt zu ihren vier Graden der Angst das beobachtbare Verhalten der Betroffenen. Eindrücklich und für die Interventionen der Pflegenden sehr wichtig ist dabei das Wissen darüber, wie sehr sich die Wahrnehmung des Betroffenen bei zunehmender Angst verändert.

Als typische Merkmale von Angstneurosen führt Flöttmann auf:

– mangelnde Realitätsbezogenheit
– körperliche Störungen
– Angst, verrückt zu werden
– aggressive Regungen gegen sich selbst oder andere
– Depressivität oder Leere
– Unsicherheit über sich selbst, fehlende Identität.
(1993, S. 19)

Whitney hat neun Studien zum Erleben von Angst miteinander verglichen. Dabei erscheinen «ängstlich sein» und «Besorgtheit» achtmal als Hauptcharakteristikum, an zweiter Stelle «Sorge» und «erhöhter Blutdruck» (1992, S. 110).

In einer weiteren Studie wurden bei der Befragung von 79 englischen Patientinnen und Patienten sechs Hauptmerkmale aus der Sicht der Patienten gebildet:

– Schwitzen
– Schwächegefühl
– Tendenz, andere zu beschuldigen
– immer um die gleichen Gedanken kreisen
– Konzentration auf sich selbst
– Fehlen von Selbstvertrauen.

Laut dieser Studie ist der einzige gemeinsame Einfluß bei den Befragten das Alter, leiden über 60jährige allgemein unter größerer Angst (Shuldam 1995, S. 91).

In akuten und lebensbedrohliche Situationen sind nonverbale und körperliche Anzeichen der Angst meist ausgeprägt und unübersehbar. Im weiteren Verlauf sind sie oft kaum noch zu erkennen und werden von den Betreuungsteams leicht übersehen. Einige Patienten geben sich gar alle Mühe, ihre Angst zu verbergen, weil sie befürchten, als Schwächling zu gelten. Deshalb äußern ohne gezielte Befragung nur wenige Patienten ihre Befürchtungen (Busch 1994, S. 137).

Weiter ist auch bekannt, daß postoperative Schmerzen in Kombination mit Angst größer sind.

Peplau (1989) sagt, daß Angst, kann sie nicht überwunden werden, zu Neurosen und Psychosen führen kann, aber auch zu psychosomatischen Beschwerden. Dabei wird der Körper oder ein Körperteil bzw. ein Organ benutzt, um in Symptomen der körperlichen Erkrankung Angst auszudrücken (Whitney 1992, S. 113).

Interventionen

Im Umgang mit der Angst entwickeln die Menschen verschiedene Strategien. Günstige Strategien zur Angstbewältigung helfen, Angst abzubauen, ungünstige Verhaltensmuster bewirken Verdrängung.

> «Ein angepaßtes, wachstumsorientiertes Coping ist problemlösend und entwicklungsorientiert. Andere Muster – Rückzug, vermeiden, ausagieren und somatisieren – sind ungeeignete Copingstrategien, weil sie nicht helfen, mit der Angst umzugehen, sondern ihr nur ausweichen, auf Kosten der Realitätswahrnehmung und der Entwicklung.» (Birrer et al. 1995, S. 17)

In der Studie «Pflegediagnose Angst – Was tun?» hat eine Gruppe Pflegende in einer psychiatrischen Klinik Maßnahmen von Carpenito bei vier konkreten Angstsituationen von psychiatrischen Patienten angewendet und sorgfältig dokumentiert. Auch Peplau hat zu den von ihr ausgearbeiteten Graden von Angst mögliche pflegerische Interventionen ausgearbeitet.

Weitere gezielte Maßnahmen und Vorschläge, wie Patientinnen und Patienten in der Bewältigung ihrer Angst unterstützt werden können, sind auch im Buch «Pflegediagnosen und Maßnahmen» zu finden (Doenges 1995, S. 91–94 bezgl. Angst, S. 113–116 bezgl. Furcht).

Im folgenden ein Überblick über weitere pflegerische Interventionen:

Pflegerische Informationssammlung

Damit Pflegende den Patientinnen und Patienten in ihrer Angstbewältigung zur Seite stehen können, müssen sie um deren Angst wissen. Viele Menschen erzählen nicht von sich aus über ihre diesbezüglichen Gefühle, sind aber dankbar, wenn die Pflegenden die Angst ins Gespräch bringen. Dies kann im Rahmen der Pflegeanamnese wie auch im Verlauf der pflegerischen Betreuung geschehen, falls die Pflegenden Hinweise auf Angst erkennen. Dabei ist es wichtig, nebst den Angstgefühlen auch Informationen über Copingstrategien zu erfassen. Zur Erleichterung der Einschätzung der Angstintensität kann mit den Patientinnen und Patienten mit Eintragungen auf Skalen gearbeitet werden, ähnlich wie in der Schmerzerfassung.

Als Betroffene Angst zulassen, erkennen, aushalten

Sich der Angst zu stellen, ist eine allgemein anerkannte Voraussetzung der positiven Bewältigung. Für uns Pflegende heißt dies, daß wir die Patientinnen und Patienten in der Auseinandersetzung mit ihrer Angst unterstützen müssen.

Peplau sagt dazu, daß Pflegende fähig sein müssen, Angst und Zweifel wahrzunehmen, und den Betroffenen das Ausdrücken seiner Gefühle ermöglichen müssen (Heuer 1995, S. 38/39).

Sich der Angst stellen, kann Angst reduzieren. Akzeptieren, daß sie da ist, sie anzuschauen, sich zu fragen, wo sie herkommt, was sie vielleicht zu sagen hat – kurz, sich mit ihr auseinandersetzen, sind erste Schritte zur Bewältigung.

Tausch läßt eine Patientin zu Worte kommen, welche erzählt, wie sie gelernt hat, sich nicht gegen die Angst zu wehren, sie nicht anzukämpfen, sondern zu erdulden. Durch diesen ersten, allerdings sehr schmerzhaften Schritt konnte die Patientin es schließlich schaffen, keine Angst mehr zu haben (Tausch 1981, S. 75).

Eine große Hilfe in diesem Prozeß der Auseinandersetzung mit der eigenen Angst ist die Möglichkeit, sich über seine Gefühle aussprechen zu können, ein aufmerksames, einfühlsames Gegenüber zu haben. Eine Patientin sagt dazu: «Das wichtigste für mich war, daß ich mir meinen Kummer von der Seele reden konnte.» Für eine andere Frau war es sehr wichtig, ihre Todesangst mal ansprechen zu können, das hat ihr irgendwie den Druck weggenommen (Tausch 1981, S. 78/88).

Vetter empfiehlt, sich folgende Fragen zu stellen:

– Was bedeutet diese Krankheit für mich?
– Quälen mich Furcht und Erfahrungsangst, weil ich ähnliches schon erlebt habe?
– Was hat damals zur Krankheit geführt?
– Was hat mich damals die Krankheit gelehrt?

(Vetter 1988, S. 125)

Erni sieht im Suchen, wovor ich Angst habe, eine Chance, diese Angst an einem Zipfel zu packen und zur leichter anzugehenden Furcht werden zu lassen (1989, S. 65).

Beruhigung

Zu dieser Pflegeintervention liefert die Analyse der englischen Pflegeprofessorin Teasdale wertvolle Hintergründe, die im folgenden übersetzt wiedergegeben werden (Teasdale 1995, S. 79–86).

Beruhigen heißt zu versuchen, mit Personen, die Angst haben, besorgt oder gestreßt sind, zu kommunizieren mit der Absicht, ihnen zu vermitteln, daß sie sich in Sicherheit befinden oder sicherer sind, als sie sich im Moment zu sein glauben oder befürchten.

Die Meinungen über den Wert von Beruhigung sind geteilt. Während Psychotherapeuten der Ansicht sind, daß diese Menschen Hilfe brauchen, um mit der Angst zu leben, und Beruhigung nur einen kurzen Linderungseffekt bewirkt, zeigen verschiedene Studien auf, daß der Angstpegel bei Patienten durch Beruhigung gesenkt werden konnte.

Ein wichtiger Weg zur Beruhigung ist die Information. Aber auch hier zeigt es sich, daß Information nicht in jedem Falle beruhigt. Nicht sorgfältig abgewogene Information kann den Patientinnen und Patienten zusätzliche Gefahren aufzeigen und deren Angst steigern (Resultat einer Studie mit Patienten vor einer Kolonoskopie).

Andererseits zeigen verschiedenen Studien eindeutig positive Auswirkungen der Information auf bzgl. Angstgefühle, Schmerzmittelgebrauch und Streßsymptome.

Nicht klar ist der Autorin, ob positiv wirkende Informationen die Unsicherheit des Patienten reduzieren oder seine Sicht in ein positiveres Licht setzen.

Die Autorin hat fünf Maßnahmenkategorien zur Beruhigung ausgearbeitet:

- **Voraussagen machen:** Die Pflegenden geben Zusicherung, daß die Patientin oder der Patient sicherer ist als sie meinen, geben optimistische oder sicherheitsorientierte Informationen, kombiniert mit Aussagen wie: es wird ihnen nachher besser gehen.
- **Unterstützung geben:** Die Pflegenden zeigen, daß sie unterstützen und umsorgen, sie vermitteln verbal oder averbal Nähe, nehmen Anteil.
- **Selbstkontrolle des Patienten fördern:** Die Pflegenden geben Anleitung zur Entspannung.
- **Ablenkung:** Die Pflegenden versuchen, von der störenden Situation abzulenken, was allerdings die Sicht der Patientinnen und Patienten zum Problem nicht verändert, ihnen aber etwas Distanz zur Angst geben kann.
- **Direktes Tun:** Die Pflegenden ermuntern zum Erledigen von Sachen, welche eine volle Konzentration erfordern und/oder beruhigen.

Wann ist nun Beruhigung indiziert, und welcher Ansatz ist richtig? Da die Situationen der Patientinnen und Patienten so unterschiedlich sind, ist es wichtig, die Situation richtig einzuschätzen. Sind Ängste eher unbegründet, ist Beruhigung die Intervention der ersten Wahl.

Hat eine Patientin oder ein Patient einen Entscheid zu einer schwierigen Therapie oder zu einem schwierigen Eingriff getroffen, hilft ihnen Unterstützung oft mehr als zusätzliche Information. Diese Menschen reagieren allgemein positiv auf Unterstützung. Pflegende scheinen fähig zu sein, durch nette Worte und Berührungen Beruhigung zu vermitteln. Pflegende finden immer wieder, dies sei zu wenig. Im Gegensatz dazu finden Patientinnen und Patienten, daß diese Intervention sehr hilfreich sei, und suchen sich teilweise Pflegende aus, die sie als kompetent und fürsorglich einstufen, um diese um Unterstützung zu bitten.

Bei geistig behinderten und verwirrten Menschen ist Beruhigung durch Ablenkung oftmals das Mittel der Wahl.

Hoffnung und Vertrauen

Für Riemann sind Vertrauen, Hoffnung, Glauben, Liebe, Mut, Demut und Erkenntnis Gegenkräfte zur Angst, die immer wieder helfen können, diese zu überwinden (Riemann 1995, S. 7).

Die Hoffnung ist eine starke Waffe gegen die Angst und wird z. B. immer wieder von Patienten präoperativ als dominierendes Grundgefühl erwähnt. Es muß aber nicht immer Hoffnung auf Heilung oder Besserung sein, es kann auch die Hoffnung sein, die Würde nicht zu verlieren, nicht alleingelassen zu werden (Schultz 1988, S. 192).

Religiöse Menschen finden oftmals Kraft und Hilfe in ihrem Glauben.

Auch das Vertrauen in das Können des behandelnden Arztes hilft vielen Patienten, ihre Angst zu überwinden.

Entspannungsübungen

Patientinnen und Patienten durch Anleitung zu Entspannung verhelfen oder sie befähigen, selbst Entspannungsübungen vorzunehmen, kann sehr hilfreich sein im Umgang mit der Angst. Die positive Wirkung beruht auf dem Prinzip, daß mit der körperlichen, muskulären Entspannung auch eine seelische Entspannung und Beruhigung einhergeht und die Ängste abklingen – oder umgekehrt (Wesiak 1981, S. 54).

Auch für Roper sind Entspannungstechniken gute Wege, um Angst zu überwinden. Ein großer Vorteil der Entspannungsübungen ist, daß die Betroffenen selbst zur aktiven Mitarbeit aufgefordert sind. Gute Erfahrungen werden gemacht mit Atemübungen, Muskelentspannungsübungen, autogenem Training, Musik, Yoga, Meditation, Visualisierung sowie sportlicher Betätigung.

Wird Frischoperierten mitgeteilt, daß die erste Mobilisation bevorsteht, bedeutet das für sie eine vorübergehende Gefahr, und ihr Körper rüstet sich für Kampf oder Flucht, d.h. die Muskelspannung wird erhöht, was auch den Schmerz im Wundgebiet erhöhen kann. Wird ihnen nach Verabreichung von Schmerzmitteln noch Entspannungsunterstützung angeboten, wird dies ihre Angst vor der Erstmobilisation um einiges verringern und somit auch die Schmerzen (Good 1995, S. 39–42).

Beziehungen

Beziehungen können im Umgang mit Angst sehr wichtig sein. Unterstützende und hilfreiche Beziehungen können Patientinnen und Patienten sowohl von Pflegenden wie auch aus dem Kreise ihnen nahestehender Menschen erfahren.

Peplau sieht durch die Art und Weise, wie Pflegende ihre Beziehung zu den Patientinnen und Patienten gestalten, und durch die Fähigkeit, eine Situation wahrnehmen und verstehen zu können, Möglichkeiten, Patientinnen und Patienten vor dem Entstehen schwerer Angstzustände zu schützen.

Für Juchli ist es wichtig, daß Patientinnen und Patienten über ihre Angst mit jemandem sprechen können, aufmerksame Zuhörer haben und sich geborgen fühlen können, daß die Betreuungspersonen an ihrer Seite ausharren durch einfach da sein (Juchli S. 540/541).

Das Schaffen und Festigen von Beziehungen gehört mit zu den wirkungsvollsten Schutzmaßnahmen gegen Angst. Rückzug in die Isolation erhöht die Ängste und sollte überwunden werden durch Signalisieren, daß wir (Angehörige, Pflegende, Ärzte) für die Patientin und den Patienten da sind.

Medikamentöse Unterstützung

Verschiedene Medikamente dämpfen das Angstgefühl und heitern die Stimmung des Menschen auf. Sie wirken nicht auf die Ursachen der Angst, sondern überspielen die Symptome.

Diese Psychopharmaka können helfen, schwere Leidenszustände oder Krisen durchzustehen oder mit pathologischen Angstzuständen zu leben.

Interventionen gegen die starke Angst und Panik

Carpenito führt – unabhängig von Ursache und Zusammenhängen der Angst – eine Reihe von Interventionen auf, um starke Angst oder Panik zu mildern:

Bestimmung des Angstlevels (stark, panisch)
Sicherheit und Beruhigung vermitteln:
– bei der Person bleiben
– keine Anforderungen stellen (wie z. B. Entscheidungen treffen)
– die vom Betroffenen gewählte Strategie unterstützen (wie gehen, weinen, sprechen)
– ruhig sprechen
– empathisch sein
– Zuversicht vermitteln, daß eine Lösung gefunden werden kann
– sich der eigenen Besorgnis bewußt werden und das eigene Übernehmen der Angst vermeiden.

Reduktion der Stimulantien:
– für eine ruhige Umgebung sorgen
– in kurzen, klaren Sätzen sprechen
– klare Anweisungen geben

– ausrichten auf das Hier und Jetzt
– Kontakt mit anderen Personen, die ebenso angstvoll sind, vermeiden (Angehörige, Mitpatienten)
– einen Zeitplan erstellen
– physikalische Hilfsmittel einsetzen wie ein warmes Bad, Rückenmassage
– evtl. Psychopharmaka verordnen lassen.

Bei Hyperventilation oder Atemnot:
– nicht alleine lassen
– erkennen, wenn die Atemnot gefährlich wird
– Atemtechniken zeigen und gemeinsam mit der Betreuungsperson einsetzen
– Aussagen wie «entspannen Sie sich» vermeiden
– ist die Atemnot nicht akut: Entspannungstechniken zeigen (z. B. geführte Vorstellungen).

Bei Kindern können folgende Interventionen helfen:

– eine vertrauensvolle Beziehung schaffen
– Trennung zu den Eltern so gering wie möglich halten
– ermuntern, seine Gefühle zu zeigen
– in ein Spiel einbeziehen
– das Kind auf weitere Prozeduren (z. B. Untersuchungen) vorbereiten
– Regression zulassen
– Angehörige ermuntern, sich an der Pflege zu beteiligen
– die elterliche Sorge vermindern, Informationen geben.

Wenn sich die Angst gemäßigt hat, kann dazu übergegangen werden, mit den Patientinnen und Patienten deren Angst zu analysieren und zu lernen, die Probleme anzugehen, problematische Copingmechanismen abzubauen und gesundheitsförderndes Verhalten zu instruieren (Carpenito 1995, S. 134–136).

Konsequenzen für die Pflege

Wie Pflegende mit der Angst der Patienten umgehen, wird geprägt durch ihre Vorstellungen von Angst, die Bedeutung und Ursachen, die sie ihr selber zuschreiben. Oftmals sind sich die Pflegenden dessen nicht bewußt, ihr Handeln wird aber unweigerlich dadurch bestimmt. Ebenso beeinflußt die vorherrschende

Umgangsweise der Gesellschaft das Verhalten der Pflegenden (Busch 1994, S. 135).

Pflegende, die allgemein Optimismus zu verbreiten suchen, wollen vor allem auch sich selber schützen und setzen diese Methode der Beruhigung eher ein, um sich selber zu helfen als dem Patienten. Dies ergibt das Resultat einer Studie: Es stellte sich heraus, daß Hebammen beruhigende Zusicherungen gaben, damit die Patientinnen nicht nach mehr Informationen verlangten und sie sich so selber davor schützen wollten, etwas Falsches oder etwas Schwieriges zu sagen (Teasdale 1995, S. 79).

Anderseits begibt sich manch ein engagierter Helfer in Gefahr, sich selbst in der Erlebniswelt des Hilfesuchenden zu verlieren, so daß die Angst des Patienten zu seiner Angst wird. So schildert ein Arzt: Wenn ich bei einem Menschen Angst verspüre, ängstigt mich dies auch; wenn ich mit ihm auf einer Ebene bin, kann ich dies nicht aushalten und es macht es mir schwer, Probleme und Fragen mit ihm zu besprechen. Ich kann es höchstens, wenn ich wie ein Fachmann auftrete, Ratschläge gebe, von oben herab rede (Tausch 1981, S. 181).

Die Angst des anderen kann auch zu unserer Angst werden, die wir mit diesem Menschen seine Angst angehen wollen.

Kast sagt dazu, daß sie in solchen Situationen ihre Angst wahrnimmt, tief atmet, sich sagt, daß sie sich nicht dazu verleiten lassen will, überstürzt zu reagieren (in Schulz 1988, S. 133).

Auch empathisches Verhalten, wo Pflegende sich in den Patienten einfühlen, ohne dabei den klaren Blick für die Realität zu verlieren, sich also nicht in seiner Angst verlieren, ist ein Verhalten, das den Helfer schützt und gleichzeitig für den Patienten hilfreich ist. Um diese persönliche Fähigkeit zu entwickeln, dürfen Pflegende nicht hilflose Helfer sein, müssen sie sich mit den eigenen Ängsten auseinandersetzen, diese wahrnehmen und ernst nehmen. Dabei können Supervision, Balintgruppen und Gespräche im Team hilfreich sein.

Literatur

Verwendete Literatur

Birrer, R et al.: Pflegediagnose Angst – was tun? Gruppenarbeit HöFa 1 in psychiatrischer Pflege, Psychiatriezentrum Hard, 1994/95

Busch, J: Pflegefachfrau BRD berufl. Qualifik. unbekannt Die Bedeutung der Angst herzkranker Patienten für die Intensivpflege, Zeitschrift «intensiv 2» (1994, S. 135–140)

Carpenito, L: Nursing Diagnosis. 6. Auflage, 1995, «Anxiety» S. 127–139

Doenges/Moorhouse: Pflegediagnosen und Maßnahmen, Verlag Hans Huber, 1995
Dorsch: Psychologisches Wörterbuch, 12. überarb. Auflage, Verlag H. Huber, 1994
Erni, M: Zwischen Angst und Sicherheit, Econ Taschenbuch, 1989
Flöttmann, Holger B: Angst/Ursprung und Überwindung, Verlag Kohlhammer, 1993
Good, M: Pflegedoktorin USA Relaxation Techniques for Surgical Patients, American Journal of Nursing, May 1995, S. 39–42
Heuer, A: Zwischenmenschliche Beziehungen in der Pflege – Die Pflegetheorie von Hildegard Peplau, Publikation der Kaderschule für Krankenpflege, Aarau, 1995
Juchli L: Krankenpflege, 6. Auflage, Verlag Thieme, 1991
Levitt, E: Die Psychologie der Angst, Verlag Kohlhammer, 1987
Pöldinger, W: Angst und Angstbewältigung, Verlag Hans Huber, 1988
Riemann, F: Grundformen der Angst. Eine tiefenpsychologische Studie, Ernst-Reinhard-Verlag, 1995
Roper, N: Die Elemente der Krankenpflege, deutsche Übersetzung, Recom Verlag, 1987
Schulz, HJ (Hrsg.): Angst/Facetten eines Urgefühls, Kreuz Verlag, 1988
Schwarzer, R: Streß, Angst und Hilflosigkeit, Verlag Kohlhammer, 1981
Shuldame CM et al.: Assessment of anxiety in hospital patients, Journal of Advanced Nursing, 1995, 22, S. 87–93
Tausch, A: Gespräche gegen die Angst. Krankheit, ein Weg zum Leben, Rororo, 1995
Teasdale, K: Theoretical and practical considerations on the use of reassurance in the nursing management of anxious patients, Journal of Advanced Nursing, 1995, 22, S. 79–86
Tewels: Psychologie-Lexikon, Oldenburger-Verlag, 1992
Vetter, G: Durchbruch zum Leben – Probleme ehrlich anpacken, Oesch-Verlag, 1988
Wesiak, W: Mut zur Angst, Thieme-Verlag, 1981
Whitney, G: Expert Validation and Differentation of the Nursing Diagnoses Anxiety and Fear, Nursing Diagnosis, Volume 5, No. 4 1994, S. 143–150
Whitney, G: Concept Analysis of Anxiety, Nursing Diagnosis, Volume 3, No. 3 1992, S. 107–115

Weiterführende Literatur

Badger, J: Calming the Anxious Patient, American Journal of Nursing, May 1994, S. 46–50
Frank, B: Trotzdem leben/Reportagen über die Angst, Hofmann und Campe, 1983
Kast, V: Der schöpferische Sprung, Deutscher Taschenbuchverlag
Knöpfel, H: Pflegediagnose Angst, HöFa 1 Abschlußarbeit (Psychiatrie)
Krohme, H: Theorien zur Angst, Verlag Kohlhammer, 1976
Kübler-Ross, E: Befreiung aus der Angst, Berichte aus dem Workshop «Leben, Tod und Übergang», Kreuzverlag, 1983
Pletscher, M: Angst, Videokassette 60 Min., DRS: Dok, Februar 1993
Rust, M et al.: Angst – Thema der Weiterbildung im Pflegebereich, AKAD Luzern, Diplomarbeit, 1988
Steiner, H: Keine Angst vor der Angst, Rothenhäusler Verlag Stäfa, 1987
Thome (Moderator): Angst, Videokassette ca. 60 Min. ZDF:, Mosaik, 24. Januar 1989
von Essen L et al.: Perceptions of caring behaviors and patient anxiety and depression in cancer patient-staff Dyads, Scand. J Caring Sci 1994, 8, S. 205–212

Hoffnung/Hoffnungslosigkeit

J. Bühlmann

Konzeptbezeichnung inkl. Definition

Kurzbeschreibung

Hoffnung ist eine tragende Emotion des Menschen. Sie ist eine auf die Zukunft hin ausgerichtete Form der Erwartung ersehnter oder erwünschter Zustände. Die Hauptfunktion von Hoffnung ist, Geborgenheit im Leben zu ermöglichen, Urvertrauen ins Leben, in die Zukunft zu haben.

Hoffnung ist das Grundmotiv vieler geistiger Bewegungen.

Hoffnung gehört zum menschlichen Leben. Sie ist Ausdruck des Lebendig-Seins, Ausdruck des Lebenswillens. Deshalb können Menschen, auch wenn sie sich in sehr schwierigen Lebenssituationen befinden, noch Gefühle der Hoffnung zeigen und an Besserung glauben.

Hoffnungslosigkeit kann den Menschen lähmen. Es fehlt ihm die Kraft, die Last der gegenwärtigen Situation zu tragen. Es fehlt ihm das Urvertrauen in die Zukunft, das Trostgefühl, das Hoffnung vermittelt. Es fehlt ihm aber auch Antrieb und Auftrieb, das beflügelnde Gefühl, das Hoffnung gibt.

Definitionen von «Hoffnung»

Vom Ursprung her ist Hoffnung ein aus der griechischen Antike stammender Ausdruck (gr. elpis) für die Erwartung von Zukünftigem, das sowohl schlecht als auch gut sein konnte (Brockhaus 1989, S. 155). Das Duden-Bedeutungswörterbuch definiert Hoffnung wie folgt:

– Hoffnung: Vertrauen in die Zukunft; Erwartung, daß etwas Positives geschieht
– Hoffnungslos: ohne Hoffnung, ohne Aussicht auf eine positive Entwicklung
– Hoffnungsvoll: voller Hoffnung, Erfolg verheißend.

> «Hoffnung als seelische Verfassung des Herausstrebens aus einem schwer erträglichen Zustand und Entbehren. Hoffnung richtet sich auf etwas jenseits der eigenen Reichweite, sie ist frei von Forderungen und trägt der Möglichkeit Rechnung, daß es anders kommt als man wünscht.» (Dorsch 1991, S. 279)
>
> «Hoffnung ist die auf die zukünftige Erfüllung eines Wunsches hin ausgerichtete Erwartung. Hoffnung bezieht sich also auf etwas, das noch nicht ist, jedoch erreichbar scheint ... Sie ist eine Fähigkeit des Menschen, sich durch eine Vergegenwärtigung möglichen, zukünftigen Geschehens in seinem aktuellen Empfinden und Verhalten zu bestimmen und zu steuern (Brockhaus 1989).

In der christlich-jüdischen Tradition im alten Testament ist Hoffnung im Zusammenhang mit Erwartung des Heils beschrieben, und das Leben des Frommen ist grundsätzlich auf Hoffnung begründet. Im christlichen Glauben beschreibt Augustinus die Hoffnung zusammen mit Liebe und Glauben als die drei christlichen Tugenden (Brockhaus 1989).

Vom Philosophen Kant (1724–1804) stammen die drei berühmten Grundfragen: Was kann ich wissen? Was soll ich tun? Was darf ich hoffen? Diese drei Fragen faßte er zusammen in der einen Frage: Was ist der Mensch? So ist auch für diesen Philosophen die Hoffnung eine tragende Grundsäule des menschlichen Seins.

Fromm bezeichnet den Begriff Hoffnung als paradox. Sie ist «weder ein passives Warten noch ein unrealistisches Erzwingen von Umständen, die nicht eintreten können» (nach Soder 1991, S. 9).

Für die Frankl-Schülerin Lukas durchzieht das Prinzip Hoffnung alles Kulturschaffen der Menschheit, und so durchweht es auch die Fabeln, Mythen, Märchen und Legenden von alters her. Immer wieder verspricht es einen guten Ausgang, ist somit der Träger der Botschaft, daß selbst bei unerfüllten Hoffnungen noch ein «guter Ausgang» möglich ist (Kongreßbroschüre 1996, S. 17/18).

Der Theologieprofessor Koch sieht die Religionen als Hoffnungsträger der heutigen Welt, in einer Zeit, in der die Hoffnungsressourcen der Menschen immer knapper werden. Er entfaltet die Vision, daß die Religionen sich gemeinsam zu einer «Internationale der Hoffnung» entwickeln und so ein Zeichen der Hoffnung in der multikulturellen Zeit werden (Kongreßbroschüre 1996, S. 10).

Für Verena Kast ist die Hoffnung die gehobene Emotion in Bezug auf die Zukunft. Sie ist eine verhältnismäßig unanschauliche Emotion, ein sehr leises Gefühl. Wir können sie am ehesten in ihrer Abwesenheit erkennen, wenn sie fehlt, wenn wir uns hoffnungslos fühlen. Von Hoffnung spricht man, wenn sich unser Leben auf eine sich noch nicht klar abzeichnende, aber erahnbare Dimension ausrichtet. Dieses Bessere kann relativ weit entfernt sein, reicht hin bis zu den Jenseitshoffnungen. Hoffnung wird als tragender emotionaler Grund des Menschen beschrieben. Sie ist eine Emotion, die auf die Zukunft ausgerichtet ist, als ein Gegenpol zur ebenfalls auf die Zukunft ausgerichtete Angst (Kast 1991, S. 6/S. 158).

Die Pflegetheoretikerin Travelbee bezeichnet Hoffnung als Glauben, daß das Erwünschte eintrifft und das Leben auf erfreuliche Weise verändert wird (1966).

Erwartung versus Hoffnung

Camus wie auch andere französische Existentialisten bezeichneten Hoffnung als eine Illusion, da es sich dabei um eine Erwartung von etwas Bestimmten handelt. In Wirklichkeit unterscheiden sich Hoffnung und Erwartung klar. Erwartung hat einen Inhalt, Hoffnung hat meist keinen fest umrissenen Inhalt; je eigentlicher die Hoffnung wird, um so weniger hat sie einen Inhalt. Anderseits ist in der Erwartung immer auch Hoffnung und vor allem Sehnsucht. Sehnsucht ist der Hoffnung näher als die reine Erwartung (Kast 1991).

Die Erwartung bewegt sich geradezu auf die Dinge zu, während in der Hoffnung die Dinge sich auf den Menschen zu bewegen.

Der Begriff «hoffen, daß ...» enthält eine bestimmte Erwartung, eine gewisse Ungeduld im Gegensatz zur Hoffnung, die eher geduldiger ist. Hoffnung will – im Gegensatz zur Erwartung – nicht unbedingt, daß etwas Bestimmtes passiert. Sie läßt die Ereignisse auf sich zukommen, läßt Spielraum und Freiheit zu.

Kast sieht das Emotionsfeld «Erwartung – Sehnsucht – Hoffnung» als ein Kontinuum, das sich immer mehr öffnet.

Auch Illusionen können mit Hoffnung verwechselt werden. Dies sind Luftschlösser und Tagträume, während Visionen, die zur Hoffnung gehören, das Hier und Jetzt beleben oder beruhigen können, uns in eine produktive Spannung versetzen können (Kast 1991, S. 169–177).

Der Begriff Hoffnung liegt nah bei den Begriffen Glaube, Vertrauen, Wunsch, Vision, Erwartung. Und doch ist er in sich spezifisch: Hoffnung ist der Glaube ans Leben, daß es gut kommt.

Definition von «Hoffnungslosigkeit»

Laut Dorsch ist Hoffnungslosigkeit die Folge eines wahrgenommenen Kontrollverlustes und kann eine lebensverkürzende Wirkung haben (1991, S. 278).

Doenges definiert Hoffnungslosigkeit wie folgt (1994, S. 117):

> «Hoffnungslosigkeit ist ein subjektiver Zustand, bei dem ein Mensch begrenzte oder keine Alternativen sieht oder keine Wahl hat und unfähig ist, Energien zu mobilisieren.»

Hier wird Hoffnung gleichgesetzt mit Energien haben.

Carpenito definiert Hoffnungslosigkeit als einen anhaltenden emotionellen Zustand, in welchem ein Individuum keine Alternativen oder persönlichen Wahlmöglichkeiten sieht, um Probleme zu lösen oder um zu erreichen, was es sich wünscht, und keine Energie mobilisieren kann, um im eigenen Interesse Ziele zu erreichen (1995, S. 479).

Hoffnungslosigkeit darf nicht mit Kraftlosigkeit verwechselt werden. Die Person, die unter fehlender Energie leidet, sieht wohl Möglichkeiten und Alternativen, Probleme anzugehen, ist aber unfähig, es zu tun, da ihr dazu die Kraft fehlt. Andauernde Kraftlosigkeit kann aber zu Hoffnungslosigkeit führen. Hoffnungslosigkeit liegt nahe bei Gram, Depression und Suizid (Carpenito 1995, S. 481).

Hoffnung und Hoffnungslosigkeit schließen sich nicht aus, Hoffnung muß nicht die vollständige Abwesenheit von Hoffnungslosigkeit beinhalten (LeGresley in Carpenito 1995, S. 486).

Mögliche Ursachen

In der Tiefenpsychologie wird Hoffnung oft als Ausdruck des Vertrauens ins Leben gesehen.

Die Quelle aller menschlichen Hoffnung bildet die soziale Gemeinschaft. Sowohl die Ausprägung als auch die Inhalte der Hoffnung werden durch den sozialen Rahmen gebildet und vorgegeben (Brockhaus 1989, S. 157).

Hoffnung als zukunftsgerichtete Emotion hat damit zu tun, daß wir immer weiter noch Werdende sind. Solange wir leben, hat das Leben diese Zukunftsdimension – und das kann uns sowohl Angst machen wie auch mit Hoffnung erfüllen (Kast 1991).

Die Hoffnung begünstigende Aspekte

Daß Menschen fähig sind zu hoffen, hängt mit ihrem Urvertrauen ins Dasein und den eigenen Grundwert zusammen und wird in frühester Kindheit angelegt.

Zwei aktuelle Studien in den USA bei über 500 Menschen aller Altersgruppen, Gesunde wie Krebserkrankte, ließen die Befragten schildern, was ihnen Hoffnung vermittelt. Die Resultate der beiden Untersuchungen sind sehr ähnlich und ergeben folgendes (Forbes 1994, S. 8; Gaskins 1995, S. 19):

- ein Gefühl von Zugehörigkeit und Beziehungen zu anderen
- Bezug zur Zukunft oder das Gefühl, daß Zukunft möglich ist
- Selbstvertrauen
- aktive Beteiligung am Leben inkl. eigenem Entscheiden und Setzen von Zielen
- ein spiritueller Glaube, der Kraft und Trost vermittelt
- genügend Energie für mentale und körperliche Aktivität
- die Entwicklung von Vertrauen
- Sinn und Bedeutung im eigenen Leben sehen
- intellektuelle Fähigkeit, positive Erinnerungen der Vergangenheit mit der Zukunft in Verbindung zu bringen.

Auch Lebensumstände wie Unabhängigkeitsgrad, finanzielle Situation, physisches Wohlergehen können Hoffnung begünstigen oder erschweren.

Ursachen der Hoffnungslosigkeit

Alle oben aufgeführten, die Hoffnung begünstigenden Faktoren können in ihrer Abwesenheit zu Ursachen der Hoffnungslosigkeit werden.

Hoffnungslosigkeit kann begründet sein im physiologischen, emotionellen, verhaltensbedingten oder intellektuellen Bereich.

Bei depressiven Menschen ist sie zusammen mit «chronisch tiefem Selbstwertgefühl» und «Kraftlosigkeit» die Hauptpflegediagnose (Zanszniewsky 1994, S. 106–113).

Hirth erwähnt physische und/oder emotionelle Trennung von Angehörigen, sich wertlos fühlen, unkontrollierbaren Schmerz und andauernden Streß als Auslöser von Hoffnungslosigkeit (1994, S. 34–43).

Für Travelbee entsteht Hoffnungslosigkeit durch nicht unterstützt werden in Krisenzeiten und durch enttäuschte Hoffnungen. Entmutigte scheuen sich, in die Zukunft zu schauen (1966).

Doenges/Moorhouse führen zudem noch Aktivitätseinschränkungen, Isolation, verschlechterten Körperzustand und verlorenen Glauben an grundlegende Werte als Ursachen der Hoffnungslosigkeit auf (1994).

Hoffnungslosen Menschen fehlen innere Ressourcen oder Kräfte, um diesen Zustand zu überwinden. Sie sehen keine Möglichkeit, vorwärts zu kommen, und keine Lösung für ihre Probleme, auch nicht durch Hilfe anderer.

Hoffnungslosigkeit tritt häufiger auf bei in ihren Gedanken und Handlungen starren, unflexiblen Menschen (Carpenito 1995, S. 485).

Carpenito stellt Ursachen im Bereich der Pathophysiologie, der Krankheitsbehandlung, der persönlichen Situation und Umgebung sowie im Verlauf des Lebens dar. Hoffnungslosigkeit kann durch die folgenden Faktoren ausgelöst werden:

- im Bereich der Pathophysiologie durch jede chronische oder terminale Krankheit, im Zusammenhang mit abnehmenden Kräften und Fähigkeiten, neuen unerwarteten Symptomen, anhaltenden Schmerzen, Unwohlsein und Schwäche
- bei Krankheitsbehandlungen durch deren lange Dauer (z. B. Chemo- oder Radiotherapie), Aussehensbeeinträchtigungen des Körpers, Abhängigkeit von Geräten (z. B. Dialyse), längere Isolation (z. B. bei geschwächter Abwehr)
- in der persönlichen Situation und Umgebung im Zusammenhang mit langdauernden Einschränkungen (z. B. durch Frakturen), Verlust von Bezugspersonen, Unmöglichkeit, gesteckte Ziele zu erreichen (z. B. Kinder bekommen), Unfähigkeit, Gewünschtes zu tun (z. B. gehen, Sport), andauerndem psychologischem oder körperlichem Streß, Verlust des Glaubens in religiöse oder andere Werte
- im Zusammenhang mit dem Verlauf des Lebens, z. B. beim Kind durch Verlust von Bezugspersonen, Autonomie oder Fähigkeiten, beim Jugendlichen durch die Unfähigkeit, die eigene Identität zu finden, beim Erwachsenen und Betagten durch sich verändernde Körperfunktionen und Beziehungen
- beim Verlust von sensorischen und motorischen Fähigkeiten, Bezugspersonen, Unabhängigkeit oder Arbeit
- bei der Unmöglichkeit, entwicklungsbedingte Aufgaben zu übernehmen.

(Carpenito 1995, S. 480–481)

Erleben und Bedeutung

Wo Hoffnung ist, ist Leben.

Hoffnung ist eine Energiequelle, die dem Individuum erlaubt zu planen, zu handeln und erfolgreich zu sein. Sie gibt Energie, die das Individuum befähigt, mit verschiedenen Problemen umzugehen; sie befähigt das Individuum, seine

Lebensqualität zu steigern. Sie gibt Kraft, Mut und Erneuerung. Ohne Hoffnung tun wir nichts, wir haben keine Energie, keine Wünsche. Und der Kunsthistoriker Vogt bezeichnet ein Leben ohne Zukunftsideen als nicht möglich und plädiert für das Recht des Menschen auf Hoffnung (Tagesanzeiger vom 1. Februar 1996, S. 73).

«Gehobene Emotionen wie Freude, Inspiration und Hoffnung machen weit, beschwingen uns, regen uns an, geben uns eine gewisse Leichtigkeit, aber sie schaffen auch Verbundenheit mit den Menschen. Das ist der Grund, weshalb ich gerade diese Emotionen als ausgesprochen wichtig finde», sagt Verena Kast (1991).

Hoffnung ermöglicht ein Vertrauen in die Zukunft und gibt uns somit eine Geborgenheit im Leben, oftmals wider besseres Wissen, auch wider alle Vernunft. Die Hoffnung ist nicht vernünftig, sondern risikofreudig.

Im christlichen Glauben wird die Frage nach der Sinnhaftigkeit der Menschheitsgeschichte auf «Hoffnung hin» beantwortet.

Bei einer unheilbaren Erkrankung oder in existentieller Ausweglosigkeit hat Hoffnung oft eine transzendente Dimension, die auf religiöser Erfahrung, einer transzendierenden Kraft oder innerer Gewißheit begründet ist (Brockhaus). Gerade dann, wenn Hoffnung besonders radikal in Frage gestellt ist, kann sie in einer Weise transzendiert werden, daß der gedankliche Inhalt der Hoffnung mit den äußeren Realitäten (z. B. dem unerbittlich herannahenden Tod) in Einklang steht (Kongreßbroschüre Verres 1996, S. 11).

Der Philosoph Camus wiederum sieht mit seiner Einschätzung der Hoffnung als eine Illusion die Möglichkeit, dadurch dem Leben auszuweichen. Und die philosophische Frage, ob Hoffnung eine Illusion oder eine Vision dessen sei, was ins Leben treten könnte, ist gewiß eine sehr interessante.

Es stehen sich also zwei Perspektiven gegenüber:

– die Hoffnung als ein zum Leben unerläßliches Grundgefühl
– die Hoffnung als eine billige Flucht, die das Hier und Jetzt gefährdet.
(Kast 1991, S. 161/62)

Für Lersch kann der Mensch nicht ohne Hoffnung sein. Für ihn gehört Hoffnung zum menschlichen Leben und drückt sich aus in Lebendigsein und Ausdruck des Lebenswillens. Selbst Menschen, die Selbstmord begehen, tun dies aus der Hoffnung heraus, daß der Tod besser sei als das Leben (Kast 1991, S. 159).

Hoffnung kann auch wie Trotz anmuten – als die Fähigkeit, trotzig zu riskieren, das Unmögliche zu denken, sich zu weigern, bei den schlechten Möglichkeiten zu bleiben.

Selbst wenn alles schief geht und anschauliche Hoffnungen zerschlagen werden, kann uns eine bildlos-absolute Hoffnung tragen – eine Hoffnung ohne bestimmte Vorstellungen, sondern nur noch das Gefühl, daß das Leben weitergeht, daß man trotz allem nicht aus dem Leben herausfällt. Dieses Grundgefühl ist gleichbedeutend mit Urvertrauen (Kast 1991, S. 180).

Viele Menschen kommen erst durch ein einschneidendes negatives Erlebnis bewußt mit ihrer Hoffnung in Berührung. Und die Bedeutung der Hoffnung nimmt besonders für ältere Menschen zu, da diese oftmals mit Verlusten und wachsenden Einschränkungen konfrontiert sind.

Jeder Mensch und ganz besonders jeder Kranke kennt die beiden Empfindungen der Angst und Hoffnung, und oftmals schwanken unsere Gefühle von einen Zustand zum anderen.

Volksmund und Dichter stellen Angst und Hoffnung vielfach einander gegenüber, obwohl sie eigentlich keine Gegenpole sind. Der Zusammenhang mag darin bestehen, daß der Angst die Erwartung negativer Ereignisse zu Grunde liegt und die Hoffnung positive Erwartungen hegt. Der eigentliche Gegenpol von Angst ist Angstfreiheit, Gleichmut, Mut; der Gegenpol der Hoffnung ist Hoffnungslosigkeit, Verzweiflung.

Hoffnung muß nicht auf leeren Optimismus hinauslaufen, muß nicht Selbstbetrug sein. Hoffnung haben bedeutet, daß der Mensch Zukunftsvisionen zu entwickeln vermag. Dies kann durch einen noch so kleinen Rest der Unvorhersehbarkeit der Zukunft durchaus auch realistisch sein.

Viele Erfahrungen zeigen, daß Hoffnung das Krankheitserleben und oftmals auch den Krankheitsverlauf prägt (Blankenburg in Fink 1994, S. 316–323). Dies bestätigen verschiedene Berichte. So erzählt Douville eines ihrer Erlebnisse als Onkologieschwester. Sie arbeitete in einem Forschungsprogramm mit Immuntherapie bei Krebskranken. In dieses Programm wurde ein 26jähriger, seit zwei Wochen verheirateter Mann aufgenommen, der an einem malignen Melanom mit generalisierter Metastasierung in weit fortgeschrittenem Stadium litt. Diese Immmuntherapie war die letzte Hoffnung für ihn und seine Frau. Sie ließen sich das Prinzip der Immuntherapie ganz genau erklären und begleiteten die jeweils infundierten Immunzellen visualisierend bei ihrer Arbeit gegen die Krebszellen. Während der zehn Tage dauernden Behandlung litt der Patient sehr an Erbrechen, Mykose, Wasserretention und Schwäche. Aber nie gaben es die beiden auf zu hoffen und Zukunftspläne zu bauen. Im nachhinein gestand der Patient, daß er völlig am starken Seidenfaden der Hoffnung seiner Frau gehangen habe und gebeten habe, daß dieser nicht zerreißen möge. Am Ende der Therapie zeigten sich erste verbesserte Blutwerte, sechs Wochen später war im CT die Regression des Tumors und der Metastasen deutlich zu erkennen, und zweieinhalb Jahre später zeigen sich noch immer keine neue Anzeichen eines Tumors. Er gehört zu denjenigen Menschen, die zusammen mit der Immuntherapie ihre Krankheit überwinden konnten, getragen von einer starken Hoffnung zusammen mit seiner Frau und den Visionen einer gemeinsamen Zukunft.

Dieses Beispiel bestätigt Travelbee, die sagt, daß Hoffnung den Menschen befähigt, mit schwierigen Situationen und Leiden umzugehen, daß sie dem Kranken Kraft gibt durchzuhalten und den Heilungsprozeß positiv beeinflussen kann (1966).

Auch Siegel, der als Arzt vor allem mit Krebskranken zusammenarbeitet, schildert in seinem Buch eindrückliche Beispiele der Kraft, die durch Hoffnung (z. B. auf ein neues Medikament) in schwerstkranken Menschen aktiviert wird (1993).

Eine besondere Bedeutung hat die Hoffnung für all jene Menschen, die auf eine Organtransplantation warten. Im Wissen, daß ohne das eingepflanzte «neue» Organ ihr Leben absehbar ist, ist die Hoffnung eine wichtige Bewältigungsstrategie.

Die Studie von Manthey hat ergeben, daß für sieben von elf an Brustkrebs erkrankten Frauen eine hoffnungsvolle Grundstimmung – gepaart mit einem zukunftsorientierten Optimismus – eine wichtige Bewältigungsstrategie ist (1990).

Nach einer Untersuchung von Jordi und Zeller hat Hoffnung für jede Patientin und jeden Patienten eine individuelle Bedeutung. Die interviewten Patientinnen und Patienten zeigten teils vage, teils ganz konkrete Hoffnungen wie z. B., wieder zum Ehemann zurück zu können oder im Bett sterben zu können. Auch diese beiden Autorinnen sehen Hoffnung als wichtige Bewältigungsstrategie in Krisensituationen (1993, S. 34).

Auch die Forschungsresultate von Forbes zeigen – je nach individueller Situation der Befragten –, daß das Erhoffte sehr persönlich ist, wie z. B., daß ein bestimmter Grad an Unabhängigkeit wieder erreicht wird oder daß der heutige Tag schmerzfrei verläuft (1994, S. 6).

Kast läßt eine Frau erzählen, die sich nach einem schweren Autounfall mit unerträglichen Anstrengungen bemühte, am Leben zu bleiben, bis sie sich fragte, wozu sie sich denn so quäle und so sehr am Leben festhalte. Sie sagte sich, daß das keinen Sinn habe, ließ sich fallen und erwartete zu sterben. Dann plötzlich fühlte sie sich getragen, und sie empfand das Gefühl einer freudigen Hoffnung, ohne bestimmte Bilder für die Zukunft. Sie hatte weiterhin ihre unerträglichen Schmerzen, aber sie ertrug sie in einer anderen Verfassung. So kann also Loslassen ermöglichen, daß aus einem verbissenen Etwas-erreichen-Wollen eine tragende Hoffnung wird (1991, S. 180/181).

Eine abgründige Hoffnungslosigkeit während ihrer längerdauernden Abhängigkeit schildern zwei ehemals drogensüchtige Männer. Diese Hoffnungslosigkeit zerstört frühere Wertempfindungen und führt zu einer zunehmenden Orientierungslosigkeit. Dadurch entschwinden reale und tragfähige Handlungs- und Beziehungsmöglichkeiten. Der Verlust der Werte der Vergangenheit, der nicht verwirklichten Möglichkeiten der Gegenwart und der zerstörten Hoffnungen in die Zukunft nimmt den Betroffenen jede Lebensperspektive, stürzt sie in ein Sinnvakuum (Kongreßbroschüre, Amann/Pfeifer 1996, S. 12).

Verhalten und Erscheinungsformen

Da Hoffnung ein so leises Gefühl ist, läßt sie sich nicht leicht erkennen. Bollnow sagt, es gäbe Situationen, in denen man plötzlich das Gefühl habe, daß die Zukunft offen sei. Dieses Gefühl könne sowohl als Bedrohung wie auch als Ahnung aus dem Urvertrauen empfunden werden (Kast 1991, S. 179/180).

Zu erkennen, ob nun Hoffnung oder Flucht das Grundgefühl unserer Imagination ist, ist oftmals nicht leicht. Der Unterschied läßt sich am ehesten im Erleben feststellen: Laut Kast war es eher eine Flucht, wenn uns eine Imagination nicht anregt, uns selbst oder die Außenwelt zu verändern (1991, S. 163).

Anzeichen der Hoffnungslosigkeit

Forbes erkannte in ihrer Studie folgende Anzeichen der Hoffnungslosigkeit (1994, S. 8/9):

- Einsamkeit, Ausgeliefertsein
- keinen Sinn mehr sehen im Leben
- keine Zukunftsperspektiven
- Verliererstimmung im Rückblick aufs Leben
- Energielosigkeit.

Zanszniewsky stellte bei Depressiven mit der Pflegediagnose «Hoffnungslosigkeit» als Hauptsymptom eine negative oder pessimistische Sicht der Zukunft fest. Es hat keinen Wert mehr, vorwärts zu schauen, oder es ist zu gräßlich, daran zu denken; es gibt keine Aussichten auf Spannung oder Erfüllung. Daraus folgen Passivität und Unsicherheit (1994, S. 107).

Aussagen von hoffnungslosen Menschen können z. B. sein:

– «Ich würde besser aufgeben, ich kann ohnehin nichts ausrichten.»
– «Meine Zukunft sieht gräßlich aus für mich.»
– «Ich weiß, ich werde nie erreichen, was ich wirklich möchte.»
– «Die Dinge entwickeln sich nie wie ich gerne möchte.»
(Carpenito 1995, S. 479)

Carpenito weist darauf hin, daß gewisse Merkmale der Hoffnungslosigkeit ebenso anzutreffen sind bei den Pflegediagnosen «Soziale Isolation», «Kraftlosigkeit», «Störung des Selbstkonzeptes», «Verzweiflung» und «Unwirksame Bewältigung». Hier kann die «Herth-Hope-Scale» als Hilfsmittel dienen, um den Level der Hoffnung bei Erwachsenen unterschiedlichen Alters und Krankheitssituationen feststellen zu können (1995, S. 482).

Mögliche Hinweise auf Hoffnungslosigkeit können in den folgenden Bereichen des Menschen gefunden werden:

– Aktivitäten des täglichen Lebens wie Bewegung, Schlaf, Hobbies, Selbstpflege, Appetit (z. B. Gewohnheiten und Veränderung derselben)
– Energie und Motivation (z. B. fühlt sich die Person müde und erschöpft, hat sie Ziele und Wünsche?)
– zentrale Werte und Überzeugungen (z. B. können sie gelebt werden?)
– Wahl und/oder Kontrolle in Situationen (z. B. größtes aktuelles Problem und der Umgang damit)
– Zukunftsperspektiven (z. B. gibt es welche?)
– allgemeiner Eindruck (z. B. äußere Erscheinung, Augenkontakt, Tempo der Handlungen)
(Carpenito 1995, S. 482–483)

Auch Doenges führt eine Anzahl von Merkmalen auf, die alle von einer ausgeprägten Energielosigkeit gezeichnet sind (1994, S. 117/118).

Interventionen

In der Logotherapie ist das Prinzip Hoffnung von großer Bedeutung. Im Sommer 1996 wurde während eines zweitägigen Kongresses der Frage nachgegangen, ob Hoffnung erlernbar sei. Frankl (1983) sagt:

> «Niemand kann hoffen wollen, ebensowenig wie sich neben der Hoffnung die zwei anderen Glieder der bekannten Trias, nämlich Glaube und Liebe, erzwingen lassen.» (Kongreßbroschüre 1996, S. 3)

Die Logotherapie begegnet der Hoffnungslosigkeit vor allem durch eine sinnzentrierte und wertorientierte Psychotherapie.

Bloch sagt, daß hoffen durchaus gelernt werden könne. Dazu müsse man zuerst einmal «kundig unzufrieden» sein und diesen Mangel nicht ertragen wollen, an noch unrealisierte Möglichkeiten glauben und Luftschlössern nachzugehen beginnen, die uns Möglichkeiten zu Veränderungen anzeigen. Dieser Weg geht also über die qualifizierte Unzufriedenheit hinaus, die sich fragt, wie es anders, besser sein könnte. Hält jemand vor allem an Erwartungen fest, ist es wichtig, diese durch Hoffnung ersetzen zu können (nach Kast 1991, S. 176–177).

Bei der Überwindung von negativen Gefühlen müssen Patientinnen und Patienten ihre Selbstverwirklichung, ihre Ziele finden können. Dabei wird angestrebt, unter anderem die Hoffnung im Menschen aufzubauen und/oder aufrecht zu erhalten; und bei diesem Prozeß hilft die Hoffnung der Pflegenden den Patientinnen und Patienten am meisten (Poletti, Travelbee, Carpenito).

Auch Siegel weiß aus Erfahrung, wie sehr sich die Hoffnung der Umgebung (Angehörige, Ärzte, Pflegende) und der Patientinnen und Patienten gegenseitig beeinflussen. Und selbst wenn medizinisch nichts mehr zu tun ist, können wir mit den Patientinnen und Patienten hoffen und beten. Diese Menschen in ihrer Hoffnung bestärken heißt nicht, ihnen die Wahrheit vorzuenthalten. Die Hoffnung läßt sich auch zusammen mit einer schlechten Nachricht vermitteln, denn niemand weiß, wie die Zukunft aussieht. Hoffnung zu säen, kann den Krankheitsverlauf ändern (1993, S. 62–69). Für Menschen, die auf eine Herztransplantation warten, sind die Beziehungen zu den Angehörigen die wichtigste Coping-Strategie. In dieser Beziehung ist das gemeinsame Hoffen etwas Zentrales, es kann befähigen, oft monatelanges Warten durchzuhalten (Hirth 1994, S. 31–48).

Pflegende können eine hoffnungsfördernde Umgebung mitgestalten. Ein Schlüssel, um die Hoffnung im Menschen fördern zu können, ist das Erkennen, was im Leben dieses Menschen bedeutungsvoll ist, und das Integrieren dieses Bedeutungsvollen in seine Pflege. Im weiteren haben sich folgende Interventionen bei Patientinnen und Patienten als hoffnungsaufbauend erwiesen:

– Selbstwertgefühl steigern durch Vertrauen in ihre Fähigkeiten, sie in Entscheidungen einbeziehen
– ihre Probleme erkennen und mit ihnen Lösungsstrategien ausarbeiten
– Beziehungen zu anderen Menschen unterstützen

– ihre spirituellen Bedürfnisse erfassen und in die Pflege integrieren
– positive Erinnerungen aktivieren
– helfen, neue Ziele zu finden
– eine pflegerische Bezugsperson zuteilen.

All diese Interventionen sind nicht spektakulär und können überall angewendet werden; und Pflegende müssen sich bewußt sein, daß durch eine vertrauensvolle pflegerische Beziehung Hoffnung gedeihen kann (Forbes 1994; Gaskins 1995).

Motivation ist ausschlaggebend im Prozeß des Überwindens der Hoffnungslosigkeit. Dazu muß ein Ziel gefunden werden, selbst wenn wenig Aussicht besteht, es zu erreichen, und die Pflegenden ermuntern die Patientin oder den Patienten im Tun der ersten Schritte hin auf dieses Ziel. Die Hoffnung der Pflegenden, ihr Glaube an diesen Menschen sind wichtige Pfeiler dieses Prozesses.

So kann ein Mensch einen als hoffnungslos empfundenen Teil seines Lebens überwinden, wenn er realisiert, daß es auch hoffnungsvolle Aspekte in seinem Leben gibt. So kann z. B. eine betagte Person, die keine Hoffnung mehr haben kann, je wieder gehen zu können, Hoffnung schöpfen aus der Erkenntnis, daß es auch so Möglichkeiten gibt, ihre Großkinder zu genießen (Carpenito 1995, S. 485).

Oftmals wenn nichts mehr weiterhilft, finden Menschen wieder Hoffnung in ihrer Beziehung zu Gott. Es mag sicherer sein, in Gott Hoffnung zu setzen als in die Menschen oder in sich selbst. Diese Hoffnufffng führt wohl nicht zu einem plötzlichen Ende der Krise, aber sie gibt dem Menschen ein Gefühl, «in Gottes Händen zu sein», und daraus wächst die Fähigkeit, die schwierige Zeit durchzustehen (S. 486).

Jugendlichen kann bei Hoffnungslosigkeit geholfen werden durch vertrauensvolle Erläuterungen, Anvisieren der Zukunft, Ablenkung durch Gespräche und geistige Herausforderungen, Humor.

Betagten können Pflegende helfen, unausweichliche Veränderungen anzunehmen und Ressourcen zu finden, um damit zu leben (S. 486–487).

Cutcliffe untersuchte in seiner Studie, wie Pflegende terminalen HIV-Patienten Hoffnung vermitteln (Befragung von Pflegenden). Hier zeigt sich eine große Übereinstimmung mit den eben aufgeführten Aussagen von Patientinnen und Patienten. Diese Pflegenden nannten als hoffnungsaufbauendes oder hoffnungserhaltendes pflegetherapeutisches Verhalten:

– die Patientinnen und Patienten als ein holistisches Wesen wahrnehmen
– ihr Selbstwertgefühl nähren durch Wertschätzung und Respekt
– eine partnerschaftliche Beziehung aufbauen
– die eigenen Werte und Gefühle reflektieren.

Die Aussagen dieser Pflegenden gaben auch wieder, welch unauffällige und stille Pflegehandlung das Stärken der Hoffnung ist. Sie ist eingeflochten im Caring, im fürsorglichen Da-Sein für die Patientinnen und Patienten. Das Anwesend-Sein eines menschlichen Wesens, das unvoreingenommen akzeptiert und versteht, darf nicht unterschätzt werden bezüglich des therapeutischen Wertes zur Nährung der Hoffnung (Cutcliffe 1995, S. 888–895).

Benner spricht von der heilenden Beziehung zwischen Patientinnen/Patienten und Pflegenden. In einer solchen Beziehung setzen sich die Pflegenden dafür ein, daß Heilung geschehen kann durch Schaffen eines heilenden Klimas. Und dabei ist der erste Schritt, Hoffnung sowohl seitens der Patientinnen und Patienten wie auch seitens der Pflegenden zu mobilisieren (1994, S. 67/68).

Schmid führt als eine ihrer zwölf Dimensionen des Caring «Hoffnung haben» auf. Diese drückt sich wie folgt aus:

> «Hoffnung zu haben und diese auch auszustrahlen, ans Gute und Positive zu glauben, offen und empfänglich zu sein, den Mut nicht zu verlieren, an eine Zukunft zu glauben, an Möglichkeiten und Wege zu glauben, an die in einer Person innewohnenden Kräfte zu glauben, nicht aufzugeben.» (1994)

Auch Doenges führt Interventionen gegen Hoffnungslosigkeit auf, die sich mit den hier aufgeführten decken, aber diese auch noch erweitern bezgl. Aktivitätssteigerung, Entspannung etc. (1994, S. 118–120).

Angelehnt an Carpenito lassen sich die pflegerischen Interventionen bei der Diagnose «Hoffnungslosigkeit» – stark abstrahiert – wie folgt zusammenfassen:

– durch aufmerksames Zuhören, Empathie und Ermunterung die Patientinnen und Patienten unterstützen, Gefühle zu erkennen und auszudrücken
– erfassen und mobilisieren ihrer innern Ressourcen wie Autonomie, Unabhängigkeit, Vernunft, Denken, Flexibilität, Spiritualität
– erfassen und mobilisieren ihrer äußeren Ressourcen wie Angehörige, Pflegende, Selbsthilfegruppen, Gott oder andere höhere Kräfte
– wenn nötig: Krisenunterstützung gewährleisten. (1995, S. 489–490)

Konsequenzen für die Pflege

Douville (1994) beschreibt ihre große Freude, die sie erlebte, als die ausschlaggebenden Untersuchungen ihres Patienten den Sieg über seine Krankheit bestätigten. Sie erinnert sich aber auch an ihre Zweifel und daran, wieviel sie vom

Patienten und seiner Frau während ihrer Pflege gelernt hat. Sie weiß, daß viele Pflegende es schwierig finden, Optimismus zu verbreiten im Angesicht tödlicher Krankheiten. Sie hat erfahren, daß wir aufgrund unserer eigenen Gefühle, unserer Trauer und unserer Hilflosigkeit unsere Patienten oftmals zu früh aufgeben. Ihre Beteiligung an der Krebsforschung hat ihr aber gezeigt, daß nichts unmöglich ist. Selbst wenn nur wenige Patienten ihre Krankheit überwinden können, ist sie als Pflegende dadurch fähig, ihren Patienten während den Therapien Hoffnung zu vermitteln.

Sie schildert in ihrem Beispiel, wie sie den Patienten und seine Frau mit ihrer Hoffnung gestützt hat, wenn sie auch selbst immer wieder gegen Zweifel ankämpfen mußte. Nach seiner Entlassung verdankte der Patient ihr sehr herzlich all die spezielle Pflege, die sie ihm gab, wie auch die Überzeugung an seine Chance, die sie ihm vermittelte.

Cutcliffe betont in seiner Studie die Bedeutung des Selbstbewußtseins und der Reflektion der Pflegenden. Unterlassen Pflegende die Selbstreflektion, werden sie statisch und ihr Tun ist von Routine geprägt. Auch müssen Pflegende sich selbst kennen, bevor sie sich in eine helfende Beziehung begeben. Die Fähigkeit zu verstehen, wie sich andere Menschen fühlen, und sich darin nicht zu verlieren, ist bedingt durch die Fähigkeit, die eigenen Gefühle zu verstehen. Und die Gefühle, Gedanken und Überzeugungen der Pflegenden haben einen großen Einfluß auf Verhalten und Einstellung der Patientinnen und Patienten und so auch auf ihre Fähigkeit zu hoffen (1995, S. 891).

Zur Überwindung der eigenen Angst und Verzweiflung angesichts der Grenzen therapeutischer Maßnahmen ist für Verres eine kritische Neubesinnung therapeutisch Tätiger zu Lebensthemen wie Hoffnung, Kampfgeist, Fatalismus, Transzendenz erforderlich (Kongreßbroschüre 1996, S. 11).

Literatur

Benner, P: Stufen zur Pflegekompetenz, Verlag H. Huber, 1994
Bloch, E: Das Prinzip Hoffnung, Suhrkamp, 1959
Brockhaus Enzyklopädie, Band 1, 19. Auflage, 1989
Carpenito, L: Nursing Diagnosis, 6. Auflage, 1995, Hopelessness S. 479–490
Cutcliffe, J: Forschungspfleger, England, How do nurses inspire and instill hope in terminally ill
   HIV patients?, Journal of Advanced Nursing, 1995, 22, S. 888–895)
Doenges, ME/Moorhouse, MF: Pflegediagnosen und Maßnahmen, Verlag H. Huber, 2. Auflage,
   1994
Dorsch Psychologisches Wörterbuch, Hans Huber, 11. Auflage, 1991

Douville, L: The Power of Hope, Nurse, Boston, Advanced Journal of Nursing, Dezember 1994, S. 34–36
Dufault, K: Trauer und Hoffnung, Kapitel 13 aus «Gerontologische Pflege», Hans Huber, 1992
Fink, H (Hrsg.): Zur Philosophie der Gefühle, Suhrkamp Taschenbuch 1074, 2. Auflage, 1994
Forbes, S: Hope: Nurse, Master Phil., an essential human need in the elderly, Journal of Gerontological Nursing, Juni 1994, S. 5–10
Gaskins, S: Nurse, Master Phil., The Meaning of Hope, Journal of Gerontological Nursing, März 1995, S. 17–23
Hirth, A et al.: Forschungskoordinatorin Transplantation, Canada, Hope and Social Support as Coping Resources Nurse, for Adults Waiting for Cardiac, Canadian Journal of Nursing Research, 26, 1994, 3, S. 31–48
Jordi, E/Zeller F: Krankheit als Lebenskrise, Projektarbeit HöFa 2 SBK 1993
Kast, V: Freude, Inspiration und Hoffnung, Walter-Verlag, 2. Aufl. 1991
Kongreßbroschüre Das Prinzip Hoffnung in der Logotherapie, Freundschaftstagung 13.–16. Juni 1996
Manthey, B et al.: Bewältigungsstrategien bei Brustkrebs, Ergebnisse einer Längsschnittstudie, Asgauer-Verlag Heidelberg, 1990
Marcel, G: Philosophie der Hoffnung, List, München, 1964
Poletti, R: KP-Modell von Rosette Poletti – Kaderschule für Krankenpflege Aarau 1983 –, Schwesternschule Theodosianum, 1990
Schmid, S: Caring, Diplomarbeit HöFa 2, Kaderschule Aarau, 1994
Siegel, B: Prognose Hoffnung, Liebe, Medizin und Wunder, Econ-Verlag, 1993
Soder, M: Hoffnung als innere Kraft, Zusammenfassung der Diplomarbeit HöFa 2, SBK, 1991
Travelbee, J: Zwischenmenschliche Aspekte der Krankenpflege, zusammengefaßt und aus dem englischen übersetzt von J. Bühlmann 1993, englische Originalausgabe 1966
Zanszniewsky, J: Nursing Diagnosis and Depressive Illness Pflegedoktorin Nursing, Diagnosis, Vol. 5, No. 3, Juli-September 1994

Verlust/Trauer

F. Zeller-Forster

Konzeptbezeichnung inkl. Definition

Kurzbeschreibung

Zu den belastendsten Ereignissen im Leben eines Menschen gehören Verlusterlebnisse. Diese können in Zusammenhang stehen mit Entwicklungskrisen, von der Pubertätskrise bis zur Alterskrise.

Der Mensch fühlt sich einer bestimmten sozialen Gruppe zugehörig. Er geht eine seelische Bindung ein. Gescheiterte Berufspläne, der Verlust einer sozialen Rolle, ein mißlungenes Arbeitsprojekt können starke Stressoren darstellen.

Verluste von nahestehenden Menschen, drohende Verluste von wichtigen seelischen Bindungen werden als schmerzhaft erlebt. Das Überwinden von zwischenmenschlichen Verlusten erfordert viel seelische Kraft.

Auch das Ausbrechen einer Krankheit bedeutet Verlust: Verlust von Gesundheit, von Eigenständigkeit und Selbstbestimmung, Verlust von körperlichen und geistigen Fähigkeiten.

Jeder biologische Verlust hat psychische und soziale Auswirkungen. Auf der anderen Seite können psychosoziale Verluste zu biologischen Störungen und Krankheiten führen. Verluste schmerzen, wirken bedrohlich und lösen Angst aus. Kranke Menschen fühlen sich oft in ihrer Identität bedroht und leiden unter dem Gefühl von Einschränkung und Abhängigkeit. Sie sehen die Verwirklichung ihrer Hoffnungen und Ziele bedroht. Verlusterfahrungen sind zugleich Grenzerfahrungen.

Definitionen

Der große Brockhaus definiert den Begriff «Verlust» ausschließlich aus wirtschaftlicher Sicht als «negativer Erfolg eines Unternehmens» oder in technischen Zusammenhängen (Bsp. Reibungsverluste; Brockhaus Enzyklopädie 1974, Band 19). In unserer Umgangssprache gebrauchen wir die Wörter «verlieren» und

«Verlust» jedoch häufig zur Beschreibung von Alltagssituationen. Der Mensch verliert etwas, das für ihn einen Wert hat, das ihm wichtig ist.

Auf die psychologische Ebene übertragen beschreibt die Psychotherapeutin V. Kast Verluste als einschneidende, schmerzhafte Erlebnisse, die den Menschen in seiner Identität bedrohen und oft Hauptauslöser für Krisen sind (Kast 1989; siehe Pflegekonzept Krise).

Nach S. Roberts, einer amerikanischen Pflegewissenschaftlerin, ist jede Veränderung der individuellen Situation, die die Wahrscheinlichkeit vermindert, persönliche Ziele zu verwirklichen, ein Verlust. Für den Betroffenen bedeutet das, daß seine Hoffnungen und Ziele blockiert werden (Roberts 1986, in Käppeli 1993).

Verluste können sich im biologischen, psychischen und sozialen Bereich ereignen. Der Mensch ist eine Einheit von Körper, Seele und Geist und als solche in ein soziales Umfeld eingebettet. Jeder biologische Verlust (z. B. eine Brustamputation) hat auch psychische und soziale Auswirkungen. Umgekehrt können psychosoziale Verluste (z. B. Tod eines Lebenspartners, Verlust der Arbeitsstelle) zu biologischen Krankheiten führen. Diese Zusammenhänge sind aus der psychosomatischen Medizin bekannt.

Lipowsky (1969) beschreibt Verlust als Ereignis, das einen Prozeß auslöst, der in vier Stufen abläuft:

– Bedrohung: Vorwegnahme eines Ereignisses, von dem der Mensch spürt, daß er darüber keine Kontrolle hat
– Verlust: realer Verlust von Körperteilen und -funktionen sowie von wichtigen Bedürfnissen, Gewohnheiten und Werten
– Gewinn: erlittener Verlust kann für manchen schwerkranken Patienten auch Erleichterung bedeuten (sekundärer Krankheitsgewinn)
– Bedeutungslosigkeit: Wertverlust infolge Behinderung und infolge Behandlung als Behinderter in unserer Gesellschaft.

(Lipowsky 1969, in Käppeli 1993)

Mögliche Ursachen

Allgemeine Betrachtungen

Vor Verlusten im Leben können wir uns nicht schützen. Alles im Leben ist in Wandlung, alles «im Fluß», wie schon die Philosophen der Antike sagten. Deshalb sind wir gezwungen, mit Verlusten und Abschieden zu leben.

> «Wir müssen uns besonders heute, in unserer hochtechnisierten, schnellebigen Welt ständig von vielem verabschieden und uns an veränderte Lebensumstände gewöhnen.» (Canacakis 1987, S. 27)

Auch von der Zeit müssen wir ständig Abschied nehmen. Was gerade jetzt geschieht, ist gleich schon Vergangenheit. Nach Canacakis (1987) zwingt uns das Erlebnis der Unwiederbringlichkeit zur Hinnahme von Schmerzen, Verletzungen und Kränkungen. Jeder Mensch macht Erfahrungen mit Verlustkummer und muß mit dieser Erfahrung fertigwerden. Nach der Überzeugung Canacakis sind wir von Natur aus vorprogrammiert für Verluste. Doch die Evolution hat uns so ausgestattet, daß unser Organismus auch damit fertigwerden kann.

> «Wir sind mit Fähigkeiten ausgerüstet, Verluste und Trennungen aller Art zu bewältigen. Diese Fähigkeit ist das Trauern.» (Canacakis 1987, S. 27)

Entwicklungsbedingte Ursachen

Entwicklung ist kein Vorgang, der nur in einer bestimmten Lebensperiode, auf bestimmten Stufen der «Lebenstreppe» stattfindet. Der deutsche Entwicklungspsychologe Paul B. Baltes z. B. geht davon aus, daß Entwicklungsprozesse prinzipiell von der Empfängnis bis zum Tode reichen können. Jede Entwicklung bedeutet sowohl Wachstum als auch Abbau, also Gewinn *und* Verlust (Baltes 1990, in Wahl 1991).

Diese Ansicht ist vor allem für die Begleitung und Pflege alter Menschen von großer Bedeutung, weil sie wegführt von der Vorstellung eines stetigen Abbaus im Alter (Defizitmodell) hin zur Vorstellung eines Wechselspiels zwischen Verlust und Gewinn:

– Kompetenzen werden eingebüßt, neue Kompetenzen erworben
– Freunde gehen verloren, neue Freunde werden gewonnen
– vertraute Rollen müssen aufgegeben werden, neue Rollen werden übernommen
– man rückt dem Tode näher und findet dabei neuen Lebenssinn.
(Wahl 1991)

Kritische Lebensereignisse sind geprägt von Verlusterlebnissen. Der Verlust der Kindheit, von Geborgenheit und Fürsorge beim Verlassen der Familie, der Verlust von Gesundheit und Unabhängigkeit durch eine schwere Krankheit, der Verlust von Mobilität und Selbständigkeit bei fortgeschrittenem Alterungsprozeß, um nur einige zu nennen.

Der Philosoph Jaspers prägte den Begriff der «Grenzsituationen». Er meint damit Situationen, über die der Mensch nicht hinaus kann, die er nicht ändern kann. Er schreibt:

> «Wir sind immer in Situationen. Die Situationen wandeln sich, Gelegenheiten treten auf. Wenn sie versäumt werden, kehren sie nicht wieder. Ich kann selber an der Veränderung der Situation arbeiten. Aber es gibt Situationen, die in ihrem Wesen bleiben, auch wenn ihre augenblickliche Erscheinung anders wird und ihre überwältigende Macht sich in Schleier hüllt: ich muß sterben, ich muß leiden, ich muß kämpfen, ich bin dem Zufall unterworfen (...). Diese Grundsituationen unseres Daseins nennen wir Grenzsituationen.» (Jaspers 1971, S. 18)

Auch der Altersbericht der eidgenössischen Kommission (Bern 1995) befaßt sich mit dem Thema Verlust. Er weist darauf hin, daß es zum Menschsein gehört, die Fähigkeit zu entwickeln, mit der Realität zu leben. Dem Menschsein sind Grenzen gesetzt. Er erlebt diese in Verlusten, Leid und Tod. Ein Leben lang soll der Mensch sich dieser Grenzen bewußt sein.

Erleben und Bedeutung

Verlusterlebnisse lösen beim Menschen in erster Linie Gefühle von seelischem Schmerz, Angst und Bedrohung der Identität aus.

Seelischen Schmerz empfinden Kranke und ihre Angehörigen z. B. in Situationen der Hoffnungslosigkeit, des Leidens, der Trauer. Angst haben sie vielleicht vor der drohenden Abhängigkeit und der ungewissen Zukunft. Eine Bedrohung ihrer Identität spüren sie durch die krankheitsbedingten Veränderungen, die in vielen Bereichen des Lebens auf sie zukommen.

Eine in der Schweiz durchgeführte Pflegestudie (M. Schürpf in Käppeli 1993) befaßt sich mit dem Verlust-Erlebnis «Amputation einer Extremität». Die Autorin geht darin von der Annahme aus, daß die Amputation ein äußerst tiefgreifendes Erlebnis ist, das zu starken Reaktionen wie Trauer, Depression und Verleugnung führt und das Auswirkungen auf die Identität und das Körperbild des Menschen hat. Die Resultate der Studie bestätigen diese Annahme. Die Autorin beschreibt acht Konzepte zum Thema Verlust:

- Verlust des Gefühls der Ganzheit
- Verlust des früheren Körperbildes
- Verlust des gewohnten Körperempfindens
- Verlust der Geschlechtsidentität
- Verlust der körperlichen Leistungsfähigkeit
- Verlust der Unabhängigkeit
- Verlust des Gefühls von Sicherheit
- Verlust an sozialen Beziehungen.

Eine Amputation – der Verlust eines Körperteils – wirkt sich auf das persönliche Leben und Erleben eines Menschen wie auch auf seine Beziehung zur Umwelt aus (Schürpf in Käppeli 1993).

Eine andere Schweizer Pflegestudie (Ch. Stadelmann in Käppeli 1993) befaßt sich mit dem Thema Abschiednehmen im Alter und darin besonders mit Verlusten im Alter. Die Autorin untersucht betagte Menschen in einem Alters- und Pflegeheim und stößt auf Mehrfachverluste im Alter. Sie beschreibt den Verlust:

- von körperlichen Fähigkeiten
- von geistigen Fähigkeiten
- von Zielen, Interessen und Vorstellungen
- von Partnern, Angehörigen, Freunden, Mitbewohnern
- von Wohnung und/oder Haus und materiellen Gütern.

Die Autorin kommt zum Schluß: «Altern beinhaltet Verluste auf vielen Ebenen, körperlich, geistig-seelisch, sozial und sinngebend, deshalb muß der betagte Mensch vielfältig Abschied nehmen.» (Stadelmann in Käppeli 1993, S. 24).

Im Verlauf des Alterungsprozesses sind Menschen vielschichtigen Streßfaktoren ausgesetzt. Sie müssen nicht nur auf normale, altersbedingte Veränderungen (Veränderungen im Beziehungsgeflecht, eigene körperliche Veränderungen, Rollenwechsel etc.) reagieren, sondern auch mit konkreten Situationen umgehen, die vom Lebenszyklus unabhängig sind.

«Häufig fühlen sich Menschen, die einen einzelnen Streßfaktor durchaus effektiv bewältigen können, den vielschichtigen Streßfaktoren, die den Alterungsprozeß begleiten, hilflos ausgeliefert.» (Corr/Corr 1992)

Wichtige Voraussetzungen für ein positives Selbstwertgefühl sind eine gewisse Kontrolle über das eigene Leben und die Gewißheit der Wirkung auf Menschen und Situationen. Geht die Kontrolle über die eigenen Gefühle, Interaktionen und Reaktionen verloren, so stellt sich ein Gefühl der Machtlosigkeit ein. Der betroffene Mensch fühlt sich als passives Opfer, das auf das eigene Selbst und auf äußere Ereignisse keinen Einfluß hat. Es kommt zu Machtlosigkeit durch Kontrollverlust.

N. Roper et al. beschreiben Verlust im Zusammenhang mit ihrem Modell des Abhängigkeits-/Unabhängigkeits-Kontinuums. Sie bezeichnen Unabhängigkeit als ein wesentliches Merkmal des Erwachsenendaseins. Wenn es aus irgendeinem Grund zu einem Verlust der Unabhängigkeit kommt, z. B. als Folge einer Krankheit oder einer Verletzung, können sich viele Menschen nur schwer damit abfinden. Als emotionale Reaktion auf einen solchen Verlust beschreiben sie Trauer als eine der weniger häufigen, aber intensivsten Erfahrungen des menschlichen Lebens (Roper et al. 1987).

Ausführlich mit dem Thema «Trauer» befaßt sich der griechische Psychologe J. Canacakis. Er bezeichnet Trauer als Gefühl, das mit uns geboren wird und gleich dem Geburtsschrei zum ersten Mal in Erscheinung tritt. Es ist auch da, wenn unsere Zeit gekommen ist und wir vom Leben Abschied nehmen. Trauer ist immer da, wenn es um Erfahrungen der Trennung, des Abschiednehmens und des Verlustes geht (Canacakis 1987).

Verhalten und Erscheinungsformen

Individualität und beeinflussende Faktoren

Die Hauptreaktion auf einen Verlust ist das Trauern. In der Trauerreaktion gibt es sehr große Unterschiede, je nach Persönlichkeit.

> «Es gibt so viele Formen von Reaktionen auf Trauer, wie es trauernde Menschen gibt. Jeder Verlust geschieht anders, hat für jeden eine individuelle Bedeutung und jeder Mensch reagiert anders (...). Es gibt Trauerreaktionen, die gleich nach dem Verlust intensiv einsetzen und nach mehreren Monaten abklingen. Bei anderen Menschen verläuft die Reaktion leicht und milde und ist zeitlich recht kurz. Manche Reaktion tritt verzögert auf, dafür aber um so heftiger. Einige Menschen können viele Jahre lang unbewußt ‹unsichtbare› Trauer mitschleppen, bis sie irgendwann als körperliche und seelische Krankheit ihren Ausdruck findet.» (Canacakis 1987)

Faktoren, die den Trauerverlauf beeinflussen, sind nach Canacakis (1987):

- der Kulturkreis
- die Religion
- die Persönlichkeit
- die Beziehungsqualität
- die Art des Todes
- frühere Verluste
- der aktuelle Gesundheitszustand
- das soziale Umfeld
- parallel laufende Krisen
- Alter und Geschlecht
- berufliche Position und finanzieller Status.

Trauerphasen

Kast (1982) beschreibt Trauer als die *Emotion, durch die wir Abschied nehmen.* Sie unterscheidet *vier Trauerphasen* bei Patienten, die mit Krankheit, Behinderung oder Tod konfrontiert sind:

1. **Phase des Nicht-wahrhaben-Wollens:**
   Der betroffene Mensch ist schockiert, wie gelähmt und erstarrt. Er kann seine Situation noch nicht begreifen.
2. **Phase der aufbrechenden Emotionen:**
   Heftige Gefühle treten an die Stelle der Empfindungslosigkeit. Wut, Protest, Angst, Ohnmacht und Verzweiflung.
3. **Phase des Suchens, Findens und Sich-Trennens:**
   Der Mensch hält Rückblick, erkennt, was wichtig war in seinem Leben und in der Beziehung zu seinen Mitmenschen. Dies läßt ihn sich öffnen und in den Verlust einwilligen.
4. **Phase des neuen Selbst- und Weltbezuges:**
   Der Mensch lernt, «abschiedlich» zu leben, er akzeptiert, daß Verluste zum Leben gehören.

Trauerreaktionen haben einen Sinn. Canacakis (1987) wie auch Kast (1982) bezeichnen die Trauer als *lebenswichtige Periode des Übergangs*. Es ist eine Periode, in der fortwährend lebenswichtiges Wachstum und Reife stattfinden, eine Übergangszeit, in der der Mensch die Gelegenheit erhält, neue Fähigkeiten zu entwickeln. Er braucht diese, um mit den durch den Verlust eingetretenen Veränderungen fertig zu werden.

Erscheinungsformen

Menschen, die trauern, können folgende Merkmale zeigen:

subjektive:
- verbal ausgedrückte Gefühle von Verzweiflung, Wut, Schuld
- Hoffnungslosigkeit, Traurigkeit, Not
- Nicht-Wahrhaben-Wollen des Verlustes
- Äußerungen über kommende Probleme
- Änderungen von Schlaf-, Traum-, Eß- und Beschäftigungsmustern
- Veränderung der Sozialkontakte

usw.

objektive:
- Weinen
- labiler Gemütszustand, Stimmungsschwankungen
- Veränderungen in der Konzentrationsfähigkeit
- Veränderungen im Erfüllen der täglichen Pflichten
- Regression auf eine andere Entwicklungsstufe
- Isolation
- starre Mimik, abwesender Blick oder schmerzverzerrtes Gesicht, Tränen

usw. (Doenges/Moorhouse 1993, Gordon 1994)

Doenges/Moorhouse (1993) beschreiben zwei weitere Formen von Trauer:
- die **nicht angemessene** Trauer als verzögerte oder übertriebene Reaktion auf subjektiv/objektiv wahrnehmbaren oder potentiellen Verlust
- die **vorzeitige Trauer** als Reaktion auf Verlust, bevor er tatsächlich eintritt. Dies kann eine gesunde Reaktion sein, die Unterstützung und Informationsvermittlung erfordert.

Weinen – eine sehr häufige Erscheinungsform von Trauer – ist eine sinnvolle Reaktion auf das schmerzhafte Verlusterlebnis.

«Auch wenn wir uns vor den Tränen fürchten, wissen wir von ihrer mehr oder weniger positiven Wirkung: Erleichterung, Entlastung, Linderung von Beschwerden, Erschöpfung, Entspannung, Lösung, Zufriedenheit und vieles andere. Tränen sind nicht nur gesund, weil Streßhormone herausgespült werden, sondern weil sie eine Antwort unserer Seele, unseres Körpers und unseres Geistes sind. Tränen reinigen von unerträglichen Trauerschmerzen, schrecklichen Trauergedanken und -phantasien und schließlich von bedrückenden Trauergefühlen. Sie reinigen die Trauer von allem Negativen.» (Canacakis 1987)

Interventionen

Allgemeine Hinweise

Trauer als Reaktion auf Verluste ist eine komplexe menschliche Erfahrung. In der Lebensgeschichte jedes Menschen finden sich Verlusterlebnisse. Mit dem Reifungs- und Alterungsprozeß verbunden ist auch immer wieder der Abschied von geliebten Menschen, Orten, Gegenständen, Rollen, Zielen und Körpergefühlen.

Einigen Verlusten kann sich der Mensch relativ schmerzlos anpassen, andere erfordern eine intensive Trauerreaktion. Gerade diese Tatsache jedoch schafft für viele Menschen in unserem Kulturkreis Probleme. Trauern ist nicht «in», meint Canacakis. Trauer hat es schwer in einer Zeit, in der wir durch den raschen technischen Fortschritt gezwungen werden, von alltäglichen Dingen, von vertrauten Gewohnheiten immer wieder Abschied zu nehmen.

> «Offiziell dürfen wir nur sehr eingeschränkt trauern, nicht in jeder Situation, nicht überall, nicht zu stark und nicht zu lange ist es erlaubt. Trauer ist nicht erwünscht, und wir sind so erzogen, dieses Gefühl vor anderen und in der Öffentlichkeit zu unterdrücken. Wenn es unbedingt sein muß, trauern wir irgendwo im stillen Kämmerlein, und wir sehen zu, es zügig hinter uns zu bringen.» (Canacakis 1987, S. 13)

Trauerarbeit – die innere Auseinandersetzung mit den verschiedenen Phasen des Trauerprozesses – ist jedoch für die Gesundheit des Menschen von großer Bedeutung. Canacakis spricht von «lebenswichtiger Periode des Übergangs».

Kast (1982) wie auch Canacakis (1987) machen auf die Gefahren von unterdrücktem oder verschlepptem Trauerprozeß aufmerksam. Nicht erlaubte, verdrängte und verleugnete Trauer findet – vielleicht erst nach Jahren – ihren Ausdruck häufig in Form von Depressionen und anderen psychosomatischen Störungen.

> «Es ist ein Phänomen, daß die Wissenschaftler im europäischen Raum erst in den letzten Jahren begonnen haben (und das auch sehr spärlich), sich über Trauergefühle Gedanken zu machen. In den vergangenen Jahren entdeckten wir, daß uns die Früchte der trainierten Unfähigkeit zu trauern teuer zu stehen kommen. Wir werden krank davon. Viele Untersuchungen sind gemacht worden, um herauszufinden, wie und wieviele Menschen an Depressionen auf Grund von unausgedrückten Trauergefühlen leiden.» (Canacakis 1987, S. 14)

Das Ziel des Trauerprozesses ist die Akzeptanz und schließlich die Integration des Verlustes. Die Fähigkeit, Schmerz und Verlust und dennoch Hoffnung zu spüren, birgt die Chance eines Neubeginns.

Pflegende mit diesem Hintergrundwissen sind in der Lage, den von Verlust betroffenen Menschen und ihren Angehörigen hilfreich zu begegnen und therapeutisch wirksame Unterstützung zu leisten. Wenn die Pflegeperson Trauer und Trauerprozeß als integrale Bestandteile der menschlichen Lebenserfahrung versteht, hat sie die besten Voraussetzungen für effektive pflegerische Interventionen.

Lattangi (1982), zitiert in Corr/Corr (1992), beschreibt persönliche Eigenschaften der pflegenden Bezugspersonen, die für eine effektive Unterstützung speziell geeignet sind. Besonders positiv wirken sich folgende Charakteristika aus:

– Kommunikationsfähigkeit und Empathie
– persönliche Erfahrung und Verständnis von Trauer und Verlust
– Sensibilität und Mitgefühl
– persönliche Präsenz (die Fähigkeit, für andere «da» zu sein)
– Bewußtsein für die eigenen Grenzen.

Trauerbegleitung ist eine Kunst, die gelernt und geübt werden kann.

Konkrete pflege-therapeutische Maßnahmen

In der pflegerischen Einschätzung der Situation wird zuerst zu erfassen versucht, was die betroffene Person unter dem erlittenen Verlust versteht, welches ihre momentan vorherrschenden Gefühle sind.

Dazu sind Zeit für Gespräche, einfühlsames Verhalten der Pflegeperson und gezielte Beobachtungen nötig.

Folgende Leitgedanken können dabei hilfreich sein:

– Worüber spricht der Pflegeempfänger?
– Welche Themen stehen für ihn im Vordergrund?
– Wie spricht er über den Verlust, mit welchen Worten, Ausdrücken?
– Welche Erinnerungen an frühere Verlusterlebnisse hat er?
– Wie ist er damit umgegangen?
– Was hat ihm dabei geholfen?
– Welche Ressourcen zeigt der Pflegeempfänger in Gesprächen und in seinem Verhalten?

– Welche körperlichen, psychischen, sozialen Bedürfnisse äußert er?
– Welche Selbstpflegedefizite stelle ich fest (Bsp. mangelnde Körperpflege, Störungen im Eßverhalten, Schlafstörungen)?

Bezogen auf wirksames pflege-therapeutisches Verhalten heißt das, den betroffenen Menschen:

– zum Gespräch zu ermutigen (ohne Drängen, ohne gewaltsame Konfrontation)
– zum Ausdrücken von Gefühlen zu ermutigen

und ihm gegenüber:

– Gefühle zu akzeptieren, jedoch Grenzen zu setzen bei destruktivem Verhalten
– den Gefühlsäußerungen aktiv zuzuhören
– Anteilnahme zu zeigen
– Wünsche nach Ruhe, Privatsphäre und/oder Gesprächen zu respektieren
– für Wohlbefinden und Unterstützung in den Selbstpflegefähigkeiten zu sorgen
– Selbstpflegedefizite durch geeignete Pflegemaßnahmen auszugleichen
– die Anwendung von früher erfolgreichen Bewältigungsformen zu unterstützen
– die Kontakte zu Familienangehörigen und anderen Bezugspersonen zu fördern
– gegebenenfalls auf weitere Hilfsangebote zu verweisen oder diese zu vermitteln (Bsp. Selbsthilfegruppen, psychologische Beratung, Krebsliga, Seelsorge)
– Ausbrüche von Wut, Aggression und/oder Weinen zu erlauben.

Voraussetzungen für eine erfolgreiche Pflege sind also eine Vertrauensbasis zwischen dem betroffenen Menschen und der Pflegeperson und das Vorhandensein von umfassenden biographischen Daten, die eine individuelle Pflege erst ermöglichen.

Stadelmann (in Käppeli 1993) ist auf Grund ihrer Pflegeforschungsarbeit überzeugt davon, daß die Pflegeperson mit ihrem Verhalten den Trauerprozeß des Menschen positiv beeinflußt, wenn sie:

– bewußt wahrnimmt, daß ein Mensch um einen Verlust trauert und ihm Unterstützung und Begleitung anbietet
– als Grundlage eine tragfähige Beziehung zum Trauernden aufgebaut hat
– ihn über den Trauerprozeß informiert und die vielfältigen Gefühle und Verhaltensweisen als normales Erleben einer Grenzsituation sieht
– Raum und eine Atmosphäre schafft, in der Trauern erlaubt und Weinen möglich ist

– zusätzlich nach Anregungen für den Betroffenen sucht, die Trauer kreativ auszudrücken
– in Zusammenarbeit mit dem Trauernden nach Ressourcen und Bewältigungsformen sucht, die er sich im Laufe seines Lebens erarbeitet hat und die ihm helfen können, den aktuellen Verlust zu verarbeiten.

Für Stadelmann sind viele Bewältigungsformen (Bsp. Kontakte zu anderen Menschen, anderen Menschen helfen, religiöser Glaube, Akzeptanz des Lebenszyklus und der eigenen Endlichkeit) Entwicklungspotentiale und Chancen im Alter.

«Das Aufzeigen und Fördern von Entwicklungspotential kann einem trauernden Betagten neuen Lebenssinn und Hoffnung geben.» (Stadelmann in Käppeli 1993, S. 57)

Konsequenzen für die Pflege

Pflege geschieht in einer engen Wechselbeziehung zum trauernden Menschen. Es ist deshalb nur natürlich, daß die Pflegende mit-leidet und mit-trauert.

Der Umgang mit Menschen, die einen schweren Verlust betrauern, stellt auch die Begleiter vor viele unbeantwortete Fragen. Sie begegnen dabei den eigenen Verlustängsten, Grenzen und Schwächen. Sie entdecken ihre eigene Hilflosigkeit.

Heute wird anerkannt, daß auch Begleitpersonen, Angehörige, Bezugspersonen, Pflegende, Ärzte und andere Therapeuten die Trauerphasen mehr oder weniger ausgeprägt durchlaufen. Es ist für die Pflegeperson gerade auch deshalb sehr bedeutsam, daß sie sich immer wieder der Möglichkeiten und Grenzen der Begleiter-Rolle bewußt wird.

In der professionellen Rolle darf eine Pflegeperson sich nicht nur leiten lassen von ihren persönlichen Überzeugungen, Vorurteilen und Vorstellungen von Verlusterlebnissen und Trauerverhalten. Jeder Mensch ist ein Individuum, welches sein eigenes Leiden erfährt und erlebt. Wirksame Pflege muß sich auf die Einzigartigkeit eines Menschen ausrichten.

Trotzdem: Damit eine Pflegeperson die Begleitaufgaben wahrnehmen kann, ist es hilfreich und notwendig, daß sie sich mit ihrer eigenen Art des Abschiednehmens im Leben auseinandersetzt. Sie entwickelt dabei ihre eigene Lebens- und Glaubensphilosophie und damit ihre persönliche Verlust- und Trauerphilosophie. Diese persönliche Entwicklung ist deshalb so notwendig, weil die Pflegende in ihrer Rolle Menschen in Grenzsituationen beistehen muß und dabei immer wieder an ihre Grenzen stößt. Um in ihrer Berufsarbeit nicht auszubrennen, muß sie diese Erfahrungen verarbeiten können, sei das in Form von Teamgesprächen, Praxisberatung oder Supervision.

Pflegearbeit ist oft Teamarbeit. Dem Geschehen in einem Arbeitsteam soll deshalb besondere Beachtung geschenkt werden.

> «Zur Professionalisierung gehört die Team-Entwicklung. Die Förderung von Selbstvertrauen innerhalb der Berufsgruppe ist wichtig. Gefordert ist der Respekt von Kolleginnen und Kollegen untereinander, das gegenseitige Sich-ernst-Nehmen als Fachpersonen. Dazu gehört ein echtes Interesse an jenen Menschen, mit denen man zusammenarbeitet. Von Bedeutung ist, daß jede Pflegende davon überzeugt ist, daß Pflege ihre Aufgabe ist.»
> (Jordi/Zeller 1993, S. 77)

Literatur

Verwendete Literatur

Benner, P: Stufen zur Pflegekompetenz, Huber Verlag, Bern, 1994
Brockhaus Enzyklopädie 1974, Band 19
Canacakis, J: Ich sehe Deine Tränen, Kreuz Verlag, Stuttgart, 1992
Corr, DM/Corr, CA (Hrsg.): Gerontologische Pflege, Huber Verlag, Bern, 1992
Doenges, ME/Moorhouse, MF: Pflegediagnosen und Maßnahmen, Huber Verlag, Bern, 1993
Eidg. Kommission Altern in der Schweiz, Bilanz und Perspektiven, Bern, 1995
Gordon, M: Pflegediagnosen, Ullstein Mosby, Berlin, 1994
Jaspers, K: Einführung in die Philosophie, Piper Verlag, München, 1971
Jordi, E/Zeller,F: Krankheit als Lebenskrise, Projektarbeit unveröffentlicht, Höhere Fachausbildung in Pflege, Stufe 2. September 1993
Juchli, L: Pflege, Thieme Verlag, Stuttgart, 1994
Käppeli, S (Hrsg.): Pflegekonzepte, Huber Verlag, Bern, 1993
Kast, V: Trauern, Phasen und Chancen des psychischen Prozesses, Kreuz Verlag, Stuttgart, 1982
Roper, N/Logan,W/Tierney, A: Die Elemente der Krankenpflege, Recom Verlag, Basel, 1987

Weiterführende Literatur

Canacakis, J: Auf der Suche nach den Regenbogentränen
Jens, W/Küng, H: Menschenwürdig sterben, Piper Verlag, München, 1995
Kast, V: Glückskinder, Kreuz Verlag, Zürich, 1993
Kast, V: Sich einlassen und loslassen, Herder Verlag, Freiburg, 1994
Kegan, R: Die Entwicklungsstufen des Selbst, Kindt Verlag, München, 1986
Lenz, S: Der Verlust, Verlag Hoffmann und Campe, Hamburg, 1983
Meueler, E: Wie aus Schwäche Stärke wird, Rowohlt Verlag, Reinbek, 1989

Riemann, F: Die Kunst des Alterns, Kreuz Verlag, Berlin, 1981
Sölle, D: Leiden, Verlag Herder, Freiburg, 1993
Wahl, HW: «Das kann ich allein.» Selbständigkeit im Alter, Verlag Huber, Bern, 1991

Einsamkeit

J. Bühlmann

Konzeptbezeichnung inkl. Definition

Kurzbeschreibung

Einsamkeit meint die Abgeschiedenheit des einzelnen Menschen von seiner Umwelt im räumlichen oder im seelischen Sinne. Der Mensch als soziales Wesen ist auf ein Zusammenleben mit seinen Mitmenschen angewiesen. Die Trennung aus einer sozialen Gruppe, (z. B. durch Krankheit) kann zu Einsamkeit führen.

Einsamkeit kann als Einschränkung empfunden werden. Die Wertung, die der Mensch der Einsamkeit zuspricht, hängt entscheidend davon ab, ob diese freiwillig gewählt oder ihm aufgezwungen wird.

So kann Einsamkeit als hartes Schicksal empfunden werden, als Beeinträchtigung der menschlichen Person oder als erträglicher, manchmal sogar erwünschter Zustand, z. B. im religiösen oder geistigen Bereich. Einsamkeit kann, im Sinne einer schöpferischen Phase, auch erwünscht sein.

Definitionen allgemein

Das Wort «Einsamkeit» ist eine Übersetzung des lateinischen «solitudo», d. h. Allein- und Verlassensein.

In der Literatur ist «Einsamkeit» ein vielgewähltes Thema. In der Folge eine Anzahl vorgefundener Definitionen und Umschreibungen:

Es wird allgemein unterschieden zwischen Einsamkeit und Alleinsein. Riemann sieht Einsamkeit eher als die innere Befindlichkeit, Alleinsein eher als die äußere Situation. In der Folge müssen wir uns zum Überwinden der Einsamkeit mit uns selbst befassen, zum Überwinden des Alleinseins Kontakte zu anderen Menschen aufnehmen (Schultz 1986, S. 24/25).

Elbing unterscheidet zwischen:

– Alleinsein als einer objektiven, physischen Tatsache und
– Einsamkeit als einer subjektiven, psychischen Befindlichkeit.

«Für sich sein» ist positives, «einsam sein» ist negatives Empfinden. Beide Empfindungen sind sowohl im Alleinsein wie in der Einsamkeit möglich (1995, S. 5/13).

Wieland bezeichnet die Tatsache, daß Einsamkeit sowohl zutiefst bereichernd als auch zerstörend sein kann, als eine faszinierende paradoxe Präsenz der beiden scheinbar konträren Gefühlszustände Leiden und Freude. Sie sieht bei der Einsamkeit zwei Pole: Der eine beinhaltet Dunkelheit und Schwermut und löst Ängste aus, der andere enthält Licht und Begeisterung. Für sie tritt in Einsamkeit und Schweigen ans Licht, was in uns ist – ist das, was in einsamen Momenten in uns auftaucht, eine Spiegelung unseres Geistes. Gewisse Menschen brauchen und suchen das Alleinsein zum regenerieren und schöpferisch tätig sein, brauchen die Einsamkeit inklusive ihrem Leiden, um Erkenntnisse zu machen und Großes leisten zu können. Diese Zwiespältigkeit ist begründet einerseits im Unterschied zwischen dem «Alleinsein-Wollen» und dem unfreiwilligen «Einsam-Bleiben», anderseits in der Tatsache, daß aus jedem Leiden Entwicklung und Freude erwachsen kann (1995, S. 8/S. 244–246).

Für C. G. Jung war Einsamkeit eine Heilquelle, die ihm das Leben lebenswert machte (Rosenberg in Schultz).

Für Moustakas ist Einsamkeit weder gut noch schlecht. Sie ist ein intensives und zeitloses Selbstwahrnehmen, ein Anfang für völlig neue Gefühle und Wahrnehmungen, und diese wiederum bringen eine Person in tiefen Kontakt mit ihrer eigenen Existenz und anderen fundamentalen Gefühlen. Sie ist eine kreative Erfahrung, wenn sie aus dem Individuum selbst entsteht. Immer wieder suchen Menschen die Einsamkeit, um zu ihrem ureigenen Selbst vorzudringen; und immer wieder entstehen dadurch hervorragende Leistungen. Im positiven Erleben der Einsamkeit stecken eine Kraft, eine Reinheit, ein In-sich-selbst-Versinken und eine Tiefe, welche keiner anderen Erfahrung gleich kommen. Allein sein ist so total, direkt, existentiell, tief empfunden, daß kein Raum bleibt für andere Wahrnehmungen. Auf diese Weise ist Einsamkeit ein Weg, um zu sich selbst zu kommen. Im Bereich der negativ erlebten Einsamkeit unterscheidet Mousakas zwischen «Angst vor dem Alleinsein» (loneliness-anxiety) und der «existentiellen Einsamkeit» (existential loneliness). Das Alleinsein wird erst zum Leidenszustand, wenn es mit Angst verbunden ist. Er unterteilt in:

– Angst vor dem Alleinsein in der Umgebung
– Angst vor dem Alleinsein in der Zukunft.

Er sieht diese Angst als eine beunruhigende Vorstufe der «existentiellen Einsamkeit». Bei der existentiellen Einsamkeit erlebt das Individuum einen überwältigenden psychischen Schmerz, z. B. in der Bedrohung durch eine Krankheit oder den Tod, im alleine Durchstehen tiefgreifenden Erfahrungen, im Fällen einer schwerwiegenden Entscheidung (Moustakas 1961, in Roberts 1978)

Galv unterscheidet zwischen existentieller Einsamkeit und pathologischer Einsamkeit. Innerhalb dieser Zweiteilung unterscheidet er fünf weitere Untergruppen:

– Einsamkeit des inneren Selbst als ein Gefühl der Entfremdung von der eigenen Persönlichkeit
– physische Einsamkeit, gezeichnet durch Frustration, verbunden mit Sehnsucht nach physischer Nähe und Kontakt
– emotionale Einsamkeit mit einem Gefühl von Traurigkeit und Sehnsucht, weil gefühlsmäßige Nähe zu anderen nicht realisiert werden kann (auch möglich innerhalb einer Partnerschaft)
– soziale Einsamkeit mit Traurigkeit und Sehnsucht aus der Auffassung heraus, keinen Platz in der sozialen Gemeinschaft zu haben
– geistige Einsamkeit mit einem Gefühl von Leere und Abgeschnittensein; das Leben erscheint sinnlos (in Elbing 1995, S. 26–27).

Linnemann definiert ähnlich anderen Autoren Einsamkeit als einen negativ erfahrenen Unterschied zwischen Qualität der Beziehung, wie man sie im Moment unterhält, und der Beziehung, wie man sie sich eigentlich wünscht. Er beschreibt die Einsamkeit:

– im Zusammenhang mit einem Defizit in den sozialen Beziehungen eines Menschen
– als ein subjektives Gefühl und daher nicht mit dem objektiven Alleinsein gleichzusetzen
– als ein unangenehmes und bedrückendes Gefühl (1995, S. 22–25).

Für Wolf bedeutet Einsamkeit, seelisch von sich und anderen Menschen getrennt zu sein. Dieses Gefühl kann über kürzere oder längere Zeit andauern und in jeder Phase und Situation des Lebens eintreten. Sie unterteilt die Einsamkeit in drei Phasen:

- momentane, vorübergehende Einsamkeit: Dies ist eine Reaktion auf äußere Umstände (wie z. B. ein Spitalaufenthalt, der Verlust eines lieben Menschen oder der Arbeit). Sie ist nicht schädlich und kann helfen, sich den neuen Umständen anzupassen und motiviert den Betroffenen zum Handeln.
- langsamer Rückzug: Hier beginnt die Einsamkeit sich zu manifestieren, wird sichtbar am schwindenden Vertrauen in sich selbst und andere.
- chronische Einsamkeit: Diese dauert über Monate und Jahre. Die Fähigkeiten, Kontakt aufzunehmen und aufrecht zu erhalten, für andere attraktiv zu sein, Anerkennung anzunehmen und zu geben, sind weg. Dieser Mensch wird immer mehr an der Entfaltung seiner Persönlichkeit gehindert, und es kommt zu einem Bruch zwischen dem, was man ist, und dem, was man gerne wäre. Die Umgebung erkennt, daß dieser Mensch mehr Probleme als Freuden hat, und beginnt, ihn zu meiden, was zu einem Teufelskreis führt (1986, S. 21–27).

Definitionen in der Pflege

Carpenito führt als Pflegediagnose das «Risiko zur Einsamkeit» auf und definiert damit einen Zustand, in welchem ein Individuum in Gefahr steht, sich schlecht zu fühlen durch den Wunsch oder das Bedürfnis nach Kontakt zu anderen. Einsamkeit ist ein subjektives Erleben, das real ist, wenn immer eine Person dies empfindet (1995, S. 560/561).

Die NANDA hat «Risiko für Einsamkeit» 1994 ebenfalls in ihre Liste der Pflegediagnosen aufgenommen.

Die amerikanische Pflegeprofessorin Roberts definiert in ihrer Bearbeitung des Konzeptes «Einsamkeit» die folgenden Begriffe:

- **lonesomeness (Alleinsein):** ohne in Gesellschaft anderer Menschen zu sein, aber den Wunsch zu haben, mit anderen zusammen zu sein. Dieses Gefühl kann in Isolation, aber auch unter Menschen auftreten. Das Individuum ist sich des Bedürfnisses bewußt und oftmals auch fähig, dieses auszudrücken und etwas dagegen zu unternehmen.
- **aloneness:** Alleinsein im Fällen von Entscheidungen oder im Durchstehen schwerer Situationen wie z. B. einer schmerzhaften Untersuchung (trotz Anwesenheit anderer); oder gewolltes Alleinsein, um Inspiration zu finden.
- **loneliness (Einsamkeit):** als das bewußte Erleben von Trennung von jemand, etwas Gewünschtem oder Benötigtem, sie ist das Gefühl, in Beziehungen nicht getragen zu sein, und beinhaltet einen tiefen Schmerz von Isolation und Sepa-

ration. Dieser Schmerz kommt oftmals in physischen Symptomen zum Ausdruck.
(1986, S. 226)

Für Peplau ist die schmerzende Einsamkeit kein freiwillig gewählter Zustand, und sie wird oftmals nicht als solche wahrgenommen. Stattdessen fühlt die Person eine unerklärliche Angst, Hoffnungslosigkeit oder extreme Ruhelosigkeit (Roberts 1978, S. 245).

Kurzfassung der Definitionen und Umschreibungen

Zusammenfassend können Alleinsein und Einsamkeit wie folgt gegliedert werden: Alleinsein wie auch Einsamkeit können freigewählt (als Herausforderung oder Flucht) oder aufgezwungen sein. In beiden Ursprüngen kann sich das Erleben belastend oder gewinnbringend auswirken. Demzufolge gibt es:

– Alleinsein und Einsamkeit als positives Erleben
– Einsamkeit als negatives Erleben, immer als ein sehr schmerzhaftes und belastendes Gefühl, im unterschiedlichen emotionalen und zeitlichen Ausmaß von *drohender* Einsamkeit (inkl. Angst vor dem Alleinsein), *existentieller* Einsamkeit, kurz oder mittelfristig, *chronischer* Einsamkeit.
– Auch eine vorerst belastende Einsamkeit kann durch den betroffenen Menschen zu einem späteren Zeitpunkt als gewinnbringend bezeichnet werden.

Das Erleben von Einsamkeit ist subjektiv, variiert von Mensch zu Mensch und hat unterschiedliche Ursachen und Auswirkungen.

In diesem Konzept wird in der Folge der Begriff «Einsamkeit» für die deutlich negative Verlaufs- und Erlebensform von Vereinzelung verwendet, in Übereinstimmung mit dem gegenwärtig herrschenden Sprachgebrauch und der Verwendung in der Pflegeliteratur.

Ursachen

Allgemeine Ursachen

Als Ursachen der Angst vor dem Alleinsein bezeichnet Moustakas die Beziehungslosigkeit der heutigen Menschen, sowohl zu ihren Nahrungsmitteln und

Kleidern wie auch zu den Menschen in ihrer Umgebung. Viele Menschen leben in Anonymität und haben ihre Erfahrungen mit menschlicher Gemeinschaft verloren; dies kann eine vage, diffuse Angst vor der Einsamkeit auslösen. Besonders ältere Menschen sind gefährdet durch Fehlen von Aufgaben und den Verlust von Bezugspersonen und Freunden, was Teil ihrer Realität ist.

Die existentielle Einsamkeit hat ihren Ursprung in der Kindheit. Wenn das Kind die Anwesenheit und Anteilnahme der Erwachsenen vermißt, erlebt es das Gefühl von Isolation. Die Möglichkeit, alleine gelassen zu werden, ist eine der größten Ängste für ein Kind. Sie prägt sich tief in seine Seele ein und bewirkt für sein Leben ein gestörtes Urvertrauen, welches diesen Menschen das Alleinsein als schmerzhaft empfinden läßt (1961, S. 25).

Sowohl Linnemann wie Wolf sehen als Ursache der Einsamkeit zwei grundsätzlich unterschiedliche Einflußfaktoren:

– **innere Faktoren:** Die Einsamkeit hat ihren Ursprung primär in der geistigen Einstellung des Menschen, sie ist die Folge negativer, schädigender Einstellungen, zu hoher Erwartungen. Die Persönlichkeitsstruktur ist für dieses Erleben ausschlaggebend (wie Mangel an sozialen Fähigkeiten, geringe Selbstachtung).
– **äußere Faktoren:** wie bestimmte Ereignisse, Veränderungen, Umfeld (1995, S. 23–24; 1986, S. 22).

Auch andere Autoren sehen bei den Menschen, die übermäßig an Einsamkeit leiden, die Ursache in der persönlichen Einstellung. Der Umwelt wird etwas zugeschrieben, das im Grunde genommen in der Person selbst liegt. Diesen Menschen fehlen die inneren Strukturen oder Gestalten, denen sie sich innig verbunden fühlen. Diese Menschen waren in jungen Jahren vielfach überprotegiert, es wurde ihnen die Möglichkeit genommen, mit sich alleine zu sein. Durfte ein Kind etwas mit Lust und Liebe tun, wann und solange es wollte, konnte es Freude am konstruktiven Spiel erleben, brauchte es keine Angst zu haben vor Langeweile und konnte so das Alleinsein besser ertragen. Etwas entdecken, mit Lust und Liebe erforschen, pflegen, sich versenken, gestalten, verstehen wollen, gehört zu den größten Bereicherungen im menschlichen Leben, und somit leidet unter großen Defiziten, wer dies nicht kann (Wieland, Riemann in Schultz).

Alle Menschen, unabhängig von ihrem Alter oder sozialer Position, erleben Einsamkeit an einem bestimmten Punkt in ihrem Leben.

Wir leben in einer mobilen Gesellschaft, die Menschen wollen sich vorwärts bewegen, sich nicht durch Beziehungen binden. Dies hat zur Folge, daß Beziehungen zunehmend temporär sind und die Menschen die Leere nach verlorenen

Freundschaften spüren. Um sich vor dem daraus entstehenden Gefühl der Leere zu schützen, geben sich immer mehr Menschen nur oberflächlich ein. In diesem Prozeß des sich Schützens, wovor sie sich fürchten, werden sie zunehmend einsamer.

Häufig führt das Gefühl von Unverstanden-Sein zu Einsamkeit. Dieses Gefühl entsteht bei mangelnder Gelegenheit, persönliche Sorgen mit jemandem zu teilen, der Interesse, Anteilnahme und Einfühlungsvermögen zeigt. Diese Einsamkeit kann sowohl bei Menschen ohne Angehörige wie auch in einer sozialen Beziehung auftreten. Demzufolge ist Einsamkeit nicht nur vom sozialen Netz, sondern zusätzlich vom erlebten Gefühl der Nähe mit anderen Personen abhängig, die ebenfalls an der Beziehung interessiert sind (Roberts 1978/1986).

Linnemann faßt psychologische Ursachen von Einsamkeit anhand einer Maastricher Studie wie folgt zusammen:

– Trauma infolge von Verlust (Tod, Scheidung)
– Mangel an Unterstützung durch die soziale Umgebung
– Versagensgefühle und Mangel an Selbstachtung
– Angst vor sozialen Risiken, vor allem dem Risiko, abgelehnt zu werden
– Beziehungen, die zu sehr auf Rollen basieren, d. h. sichere, aber relativ unpersönliche Kontakte mit der Folge von emotioneller Einsamkeit
– unangepaßtes, unangenehmes und darum wenig befriedigendes Verhalten in Hinblick auf andere
– Schüchternheit, d. h. das Gefühl, keine effektiven Kontakte mit anderen knüpfen zu können.

(1995, S. 63)

Wolf sieht das Geheimnis glücklicher Menschen, die alleine leben und sich nicht oder nur selten einsam fühlen, darin, daß sie mit sich selbst und ihrem Leben zufrieden sind. Ein liebender Partner allein genügt nicht, wenn ich nicht auch selbst Liebe gebe. Solange der Mensch sich keinen Lebenssinn verschaffen kann, wird er einsam sein. Er muß selbst die Einstellung zu sich, der Welt und der Zukunft ändern (1986).

«Menschen, die nicht lieben und nicht geliebt werden, jene, die nicht Freunde sind und keine Freunde haben, sind einsam, auch wenn sie nicht alleine sind.» (Sperber in Schultz, S. 14)

Ursachen im Zusammenhang mit Gesundheitsproblemen

Carpenito sieht als Ursache des «Risikos für Einsamkeit» Gründe in der Pathophysiologie, der medizinischen Therapie und der Situation der Patientinnen und Patienten:

Pathophysiologie: im Zusammenhang mit
– Fettleibigkeit
– entstellendem Krebs
– extremer Angst
– Depression
– Inkontinenz
– ansteckenden oder psychischen Krankheiten
– geistigem Abbau
– körperlicher Behinderung

Medizinische Therapie: im Zusammenhang mit therapeutischer Isolation

Persönliche Situation/Umgebung:
– ungenügende Vorbereitung auf Pensionierung
– Verlust von Angehörigen durch Tod oder Scheidung
– Furcht vor Ablehnung bei schwerer Krankheit, Hospitalisation oder Arbeitslosigkeit
– Rollenänderung innerhalb der Familie (z. B. Auszug der Kinder)
– Wohnungswechsel in eine fremde Kultur
– eine Vorgeschichte mit Alkohol- oder Drogenabusus, unakzeptiertem sozialen Verhalten oder Wahnvorstellungen
– Verlust von gewohnten Fortbewegungsmöglichkeiten
– Änderung der gewohnten Umgebung durch Langzeitpflege oder Wohnungswechsel
– Kinder im Zusammenhang mit einer Krankheit oder durch überbehutet-sein
– Betagte durch Verlust ihrer sozialen Kontakte
– soziale Isolation
(1995, S. 260–263).

Krankheit bringt oftmals eine Trennung von Angehörigen und vertrauter Umgebung mit sich und kann so zum Nährboden für Einsamkeitsgefühle werden, selbst wenn diese Menschen umgeben sind von vielen Stimulantien.

Obwohl Leitbilder von Pflege-Institutionen aussagen, daß die Patientinnen und Patienten die wichtigsten Personen sind, sind diese möglicherweise die einsamsten Menschen in der Institution. Die betreuenden Personen kommen und gehen, aber niemand nimmt diese Menschen als Personen wahr.

Bekannt ist z. B., daß Patientinnen und Patienten in Psychiatrie und Heimen unter diesem Phänomen leiden, aber auch Sterbende inmitten von Geräten und Apparaturen sind der Vereinsamung unterworfen (Hurlburt in Roberts 1978, S. 299).

Angst vor Alleinsein als Vorstufe der Einsamkeit kann auch begünstigt sein durch die Erfahrung eines kürzlich erlebtem Verlustes einer Bezugsperson, physischer Isolation, Verlust von Körperteilen, Verlust von Selbstvertrauen, schmerzhafte Veränderung des Lebensstiles.

Die Persönlichkeitsstruktur kann bewirken, daß beim einen Menschen die gleichen äußeren Umstände zu keiner oder kurzfristiger, beim anderen zu chronischer Einsamkeit führen (Applebaum in Roberts 1986; Wiesenmüller in Schultz 1986).

Eine existentielle Einsamkeit kann auch dadurch ausgelöst werden, daß der eigene Körper nicht mehr wahrgenommen werden kann (z. B. Beatmete). Das Individuum spürt eine Form von fehlender Zugehörigkeit gegenüber dem eigenen Körper und kann keine Sicherheit seitens der Angehörigen erfahren. Dieses Gefühl von Einsamkeit kann entstehen trotz Anwesenheit verschiedener Personen (Roberts 1986, S. 234/236).

Pflegende können der Einsamkeit somit jederzeit begegnen, sei es daß Patientinnen und Patienten bereits als einsame Menschen zu Pflegeempfängern werden, sei es, daß das aktuelle Geschehen die Einsamkeit auslöst.

Erleben und Bedeutung

Allgemein

Für Wolf ist Einsamkeit immer verbunden mit den Gefühlen von Isoliertsein, nicht Geborgensein, Ausgeschlossensein, Hilflosigkeit und Fallen in ein dunkles Loch (1986, S. 7).

Diese Einsamkeit wird um so quälender und aussichtsloser, je weniger wir gelernt haben, mit ihr umzugehen, und wir vor allem aus ihr zu fliehen suchen, etwas oder jemand außerhalb suchen, der uns befreit (Riemann in Schultz, S. 25).

Angst vor Einsamkeit

Die Angst vor Einsamkeit kann jemanden befallen, wenn es ihm scheint, daß sich niemand um ihn kümmert. Dieses Gefühl drückt sich aus in Selbstmitleid, das Individuum denkt nur an sich und daran, was es von anderen erwartet.

- **Angst vor Einsamkeit in der Umgebung:** Dieses Gefühl kann sich eines Menschen bemächtigen gleich mit dem Eintritt in den Spital. Besonders stark sind diesem Gefühl Patientinnen und Patienten ausgeliefert, die in die Intensivstation eingeliefert werden. Auch das kranke Kind erlebt diese Angst durch die ungewohnte Umgebung, alles ist fremd. Das Gefühl von Hilflosigkeit, klein und ausgeschlossen-sein bewirken beim Kind das Gefühl von Alleinsein.
- **Angst vor Alleinsein in der Zukunft:** Sind Menschen von einer schweren Krankheit betroffen, müssen sie zu Beginn die Tatsache eines veränderten Lebens (den Beruf aufgeben, sich nicht mehr alleine fortbewegen können usw.) vielfach alleine durchstehen; nur sie alleine wissen, was diese Umstellung für sie bedeutet. In diesem einsamen Prozeß des Akzeptierens oder des Zurückweisens erleiden sie den psychischen Schmerz der Einsamkeit und realisieren oftmals nicht, daß Angehörige ihnen zur Seite stehen möchten.

Am schwersten liegt die Last der fehlenden Zukunftsperspektive auf den Betagten. Vielfach haben sie keine Aufgabe und keinen bestimmten Platz mehr in dieser Welt. Sie sind geplagt vom Gefühl der Nutzlosigkeit. Hohes Alter ist ein guter Nährboden für Einsamkeit (Roberts 1986, S. 236–239).

Existentielle Einsamkeit

Die Menschen erleben sich in tiefer Dunkelheit, mit keiner Aussicht auf einen Ausweg. Sie fühlen sich verlassen, unerwünscht, wünschen zu sterben (enge Verwandtschaft mit Depression). Diese Einsamkeit kann in ihrer ganzen Intensität aber auch zu einem Durchbruch werden für Kreativität, durch welche das Individuum aus der Tiefe von Kummer, Hoffnungslosigkeit und Schmerz neue Wege findet (Roberts 1986).

Einsamkeit von Schwerkranken

Roberts beschreibt die Einsamkeit von Patientinnen und Patienten in der Intensivstation. Obwohl sich dort viele Personen mit ihnen beschäftigen, sind sie von den zentralen Personen ihres Lebens getrennt und nur durch kurze Besuchszeiten verbunden. Diejenigen Menschen, die viel anwesend sind, sind ihnen fremd; die Patientinnen und Patienten erleben Alleinsein und Einsamkeit. Sie müssen – meist mit sich allein – all die diagnostischen Prozeduren durchstehen, sich von verschiedenen Nadeln stechen lassen und verschiedene Schläuche aus ihrem Körper ragen sehen und spüren. Allein müssen sie die großen unheimlichen Diskussionen der medizinischen Fachpersonen an ihrem Bett mit anhören, allein müssen sie die Furcht um ihr Leben durchstehen, und all das in einer völlig fremden Umgebung. Selbst Patientinnen und Patienten, die mit vielen Erklärungen detailliert auf die Intensivstation vorbereitet wurden, erfahren dieses Gefühl von Einsamkeit.

Die Autorin läßt in ihrem Text einen Patienten erzählen, der zusammen mit seiner Frau vor einer schweren Herzoperation detailliert über die Intensivstation informiert wurde. Trotzdem erlebte er während der Zeit seiner künstlichen Beatmung tiefste Einsamkeit. Niemand hatte zuvor mit ihm darüber gesprochen, was er dabei möglicherweise empfinden wird. Er hatte das Gefühl, als gehöre sein Körper nicht zu ihm. Viel Fremdes ereignete sich um ihn herum, das er nicht verstand, er hatte keine Möglichkeit, sich mitzuteilen. Er erlebte den Schmerz der existentiellen Einsamkeit in seiner ganzen Tiefe, es gab keine Antwort auf diese tiefen Bedürfnisse, nur Leere. Diese Patientinnen und Patienten verstehen die häufigen Medikamentengaben und die engmaschige Überwachung nicht. Sie fühlen sich in ihrem eigenen Körper fremd. Sie haben das Gefühl von Respektlosigkeit gegenüber ihrer Integrität. Sie vermissen menschliche Wärme und Verstehen. Sie leiden unter Trennung und Separation von Sicherheit und Familie. Und all dies gibt ihnen das Gefühl von Einsamkeit.

Krankheit ist nicht nur ein physiologisches Ereignis, sie ist immer auch ein psychologisches. Geht damit die Bedrohung des Lebens einher oder droht der Verlust von Lebensqualität, wird physiologischer und psychischer Schmerz ausgelöst. Und aus diesem Schmerz wiederum wächst das Gefühl der Einsamkeit. Betroffene drücken dies aus, wenn sie sagen: «Niemand weiß wirklich, wie es ist».

– **Einsamkeit im Zusammenhang mit psychischem Schmerz:** Einsamkeit ist die Auswirkung des psychischen Schmerzes, der durch Separation von nahestehenden Menschen, dem eigenen Körper oder den eigenen Werten und Ideen entsteht. Manchmal kommt zum Schmerz der Einsamkeit noch die Hoffnungslosigkeit einer aussichtslosen Zukunft hinzu. Ein Mensch erlebt einen Unfall, wird krank, und niemand kann dies an seiner Stelle für ihn erleben, es gibt kein Entfliehen aus seinem Körper. Diese Gefühle müssen aber nicht zwingend

ungesund sein. Einen Menschen mit einer vertrauensstarken Selbst-Identifikation kann ein solches Erlebnis stärken und ihn sensibler und bewußter werden lassen. Manche Kranke fühlen sich einsam dadurch, daß sich alle viel mehr für ihren kranken Körperteil als für ihre ganze Person zu interessieren scheinen.
- **Einsamkeit im Zusammenhang mit physischem Schmerz:** Kranke Menschen können mit dem Schmerz auf drei Arten umgehen: Sie ignorieren ihn, reagieren realistisch oder zeigen eine Überreaktion. Eine Überreaktion auf den Schmerz kann ein Aufruf an die Pflegenden um mehr Aufmerksamkeit sein. Reagieren die Pflegenden nicht adäquat auf das Verlangen nach Schmerzmedikation und Zuwendung, kann sich das Gefühl der Einsamkeit steigern. Der Mensch ist in seinem physischen Schmerz einsam, und über das Angehen des Schmerzes kann auch die Einsamkeit angegangen werden (Roberts 1986).

Einsamkeit des kranken Kindes

Am schwersten ist Einsamkeit für ein Kind zu ertragen. Es kennt kein Zeitgefühl und hat das Wartenkönnen noch nicht gelernt. Es hat noch keine Erfahrungen über die Verläßlichkeit der Welt gemacht, hat noch keine Erinnerungen. Sein Leiden an der Einsamkeit wird sein diesbezüglich negatives Erleben im späteren Leben begünstigen (Riemann in Schultz, S. 26).

Eine Hospitalisation – ob geplant oder notfallmäßig – löst beim Kind Gefühle des Verlassenseins aus. Das kranke Kind leidet vor allem unter der Trennung von der Mutter. Und selbst wenn die Mutter anwesend ist, kann das Kind unter Einsamkeit leiden. Für ein Kind sind alle Instrumente und Untersuchungsgegenstände noch viel bedrohlicher als für einen erwachsenen Menschen. Selbst wenn Bezugspersonen in schmerzhaften, kritischen Situationen anwesend sind, kann auch dem Kind die Einsamkeit im Durchstehen dieser Phasen nicht erspart werden, es muß sie selber durchleben (Moustakas, S. 37–38; Roberts 1986, S. 251).

Einsamkeit in Langzeit-Pflegeinstitutionen

Eine Studie aus Kanada ergibt eine hohe Einsamkeitsrate bei Patientinnen und Patienten im Alter zwischen 20 und 45 Jahren in Langzeit-Rehabilitationskliniken. Die beiden wichtigsten Aussagen der Betroffenen waren, daß «Menschen um sie sind, aber nicht mit ihnen» und «niemand kennt mich wirklich» (Acorn 1992).

Einsamkeit in der Psychiatrie

Laut einer Studie bei psychiatrischen Langzeitpatienten leiden beinahe alle Patientinnen und Patienten an mehr oder weniger stark ausgeprägter Einsamkeit. Im Alter von 35 Jahren leiden 63 % von ihnen unter starker Einsamkeit, im Alter von über 65 Jahren reduziert sich das Leiden zu einer mittleren Einsamkeit (Zimmermann 1982 in Elbing S. 220).

Bütler erfaßt in einem Interview die Einsamkeit eines seit über 30 Jahren – mit der Diagnose Schizophrenie – in einer psychiatrischen Klinik lebenden Mannes. Dieser Mann schildert, daß er sich sehr einsam fühlt, daß ihn seit Jahren niemand mehr besuchen kommt, daß er sich weder geistig noch körperlich mit etwas beschäftigt. Mit seinen zwei Zimmerkollegen findet kaum ein Gespräch statt, ebenso wenig mit den anderen Mitpatienten. «Jeder hat hier seinen eigenen Kopf» (NZZ-Folio September 1996, S. 13–20).

Einsamkeit von Betagten

Betagte Menschen macht die Bedrohung durch die Krankheit besonders verletzlich. Krankheit macht sie immobil und isoliert sie somit. Viele Betagte haben ohnehin wenige oder keine Bezugspersonen mehr, für sie ist das Krankheitserlebnis ein einsames Erlebnis, und es besteht die Gefahr, daß sich dies negativ auf ihren Krankheitsverlauf auswirkt.

- **Menschen im Alters- und Pflegeheim:** Eine Befragung in einem Schweizer Alters- und Pflegeheim ergab, daß 4 % der Bewohnerinnen und Bewohner sich immer einsam fühlen, 18 % oft, 28 % manchmal. Obwohl diese Menschen inmitten von anderen leben und die Heimleitung verschiedene Aktivitäten fördert, haben diese Menschen mangelnde Kontakte. Für einen großen Teil von ihnen ist die Einsamkeit das größere Problem als der körperliche Zustand. Nur seltene oder keine Einsamkeitsgefühle beschrieben 36 % der Befragten (van Cleve-Mark 1994, S. 88/89).
- **Schwerhörige oder gehörlose Betagte:** Nahezu 40 % der Betagten in den USA sind schwerhörig oder gehörlos, und verschiedene Studien ergeben einen Zusammenhang zwischen Einsamkeit und Gehörproblemen sowie zwischen Einsamkeit und Selbstwertgefühl. Je tiefer das Selbstwertgefühl der Betroffenen, um so größer ist deren Einsamkeit. Ein großer Teil der Betroffenen versucht, die Schwerhörigkeit zu verdecken, und verbaut sich so den Weg zu

Therapie und Hilfsmitteln und öffnet sich den Weg zu wachsender Einsamkeit (Husne-Lingh 1994, S. 23–27).

Linnemann stellt in seinem Buch Meßmethoden in Form von direkten oder indirekten Fragen zur Bestimmung des Grades der Einsamkeit vor (1995, S. 26–28).

Einsamkeit von wahrnehmungsgestörten Menschen

Die Theorie der basalen Stimulation zeigt auf, daß Menschen, die durch geistige Behinderung, zerebrale Schädigung oder medikamentöse Einwirkungen in der Wahrnehmung ihres eigenen Körpers und der Umgebung beeinträchtigt sind, durch ihre Orientierungslosigkeit unter großer Einsamkeit leiden. Der Umgebung fällt es oft schwer, diese Menschen geistig/emotional zu erreichen. Angehörige und Betreuungspersonen ziehen sich dadurch oftmals hilflos zurück.

Verhalten und Erscheinungsformen

Einsamkeit kann sich auf körperlicher Ebene wie folgt zeigen:

- Appetit- und Gewichtsverlust
- Müdigkeit
- Schlaflosigkeit
- Tachykardie
- Schmerz
- Ruhelosigkeit.

Auf der psychischen Ebene ist Einsamkeit oftmals begleitet von:

- Angst
- Traurigkeit, Hoffnungslosigkeit
- Depression
- Langeweile, Apathie
- Niedergeschlagenheit, Interesselosigkeit
- Selbstmitleid, Selbstabwertung
- Sehnsucht nach einer anderen Person
- Rückzug

– Sorge bzgl. Familie, Arbeit, Geld.
(Roberts 1986, S. 242/243; Elbing 1995, S. 151–152)

Einsame Menschen leiden oftmals im Stillen für sich allein, sie meiden den Kontakt zu anderen Menschen. Sie resignieren in ihrer Situation und holen sich keine Hilfe. Möglicherweise verleugnen sie ihre eigenen Gefühle.

Einsamkeit kann als physischer Schmerz an den verschiedensten Körperstellen somatisiert werden. Oder die Krankheit, sei sie physisch oder psychisch, kann der einzige legitime Weg sein für den isolierten Menschen, um beachtet zu werden.

Einsame Personen sind stark mit sich selbst beschäftigt und stehen sozialen Einrichtungen feindselig gegenüber (Carpenito 1995, S. 562).

Vielfach sind sich Menschen ihrer Einsamkeitsgefühle nicht bewußt und stürzen sich in Geschäftigkeit und Ablenkung. Nur wenn wir uns bewußt sind, daß wir Kontakt mit anderen Menschen oder einer bestimmten Umgebung benötigen, sind wir uns auch der Einsamkeit bewußt. Das Individuum kann seine Einsamkeit auch bestreiten, kann sich dagegen wehren, sich der Einsamkeit bewußt zu sein. Viele Patientinnen und Patienten zeigen weniger ihre Einsamkeit denn ihre Abwehr gegen den Schmerz der Einsamkeit – eine häufige Struktur, um das Problem zuzudecken vor sich selbst und vor anderen.

Anderseits sind Kranke oftmals nicht imstande, über ihre Angst vor dem Alleinsein zu sprechen. Es fällt ihnen schwer, ihr vages Gefühl von «sich Einkapseln oder Leere» zu erklären. Sie realisieren nicht, daß diese Gefühle Ausdruck ihrer Einsamkeit sind. Schwerkranke ziehen sich oftmals in sich selber zurück aus Angst und Furcht unter dem Druck der Krankheit und der drohenden Lebensgefahr. Ihre Angst vor der Einsamkeit macht sie gegenüber ihrer Umgebung verschlossen, sie nehmen diese kaum wahr. Sie nehmen möglicherweise nicht wahr, daß ihre Angehörigen an ihrem Bette sind, daß Pflegende und Ärzte sich für sie einsetzen; sie nehmen nicht wahr, daß sie umgeben sind von Menschen, die sich für ihr Wohlbefinden einsetzen.

Oft erzählen die Patientinnen und Patienten (inklusive die Kinder) ausführlich alle Details, wie es zur Hospitalisation gekommen ist, was sich alles abgespielt hat, bevor die Krankheit oder das Trauma eintraf. Das Erzählen dieser Details hat vor allem zwei Gründe: Zum einen geben sie ihnen Gelegenheit, allfällige Schuldgefühle bezüglich der Krankheit mit jemandem zu teilen und zu verarbeiten. Zum anderen verringert es die Einsamkeitsgefühle. Und beginnen diese Menschen einmal, über ihre Ängste zu sprechen, sind sie damit nicht mehr länger allein (Roberts 1986).

Verhalten sich Patientinnen und Patienten besonders zurückhaltend oder feindselig, oder fordern sie besonders viel Aufmerksamkeit von den Pflegenden, kann dies ein Hinweis auf die Einsamkeit dieser Menschen sein. Weitere Hinweise können seltene Besuche oder fehlende Anrufe sein (Valente 1992).

In einer Studie schildern Untersuchungspersonen ihr eigenes Verhalten, wenn die Einsamkeit sie plagt, wie folgt:

- traurige Passivität (wie weinen, nichts tun, schlafen, übermäßig essen, Beruhigungsmittel einnehmen)
- aktives Alleinsein (wie arbeiten, etwas üben, lesen, Hobby ausführen)
- soziale Kontakte initiieren.

(nach Rubenstein u. Shaher 1982 in Elbing S. 232)

Als charakteristische Einstellungen einsamer Menschen bezeichnet Wolf:

- Selbstablehnung (ich bin nicht liebenswert)
- Angst vor Ablehnung durch andere (der andere darf meine Minderwertigkeit nicht entdecken)
- Ärger über andere, Kritik, Zynismus (der andere ist nicht in Ordnung, deshalb will ich keinen Kontakt).

(1986, S. 44–48)

Pflegerische Interventionen

Allgemeine Maßnahmen

Für Wolf beginnt der erste Schritt aus der Einsamkeit mit einem Schritt auf sich selbst zu. Ohne Kontakt und Achtung vor der eigenen Person sind keine intensiven, langfristigen Kontakte möglich. Dazu gehören Eigeninitiative und die Fähigkeit, teilweise auf sich selbst vertrauend leben zu können. Diese Schritte beinhalten:

- Selbstachtung aufbauen
- Gewohnheiten verändern (auch Denkgewohnheiten)
- neue Kontakte knüpfen
- an den Erfolg glauben
- Beziehungen zu anderen vertiefen, andere lieben
- loslassen und Beziehungen beenden können.

Für Wieland geht es darum, die Balance zwischen Beziehungen und notwendigem Alleinsein zu finden. Das Überwinden von Einsamkeit und Isolation führt über den Weg dem eigenen Selbst, um sich auch bei sich selbst zu Hause fühlen zu können.

Dabei ist es unerläßlich, seine Einsamkeit zu fühlen. Wo kein Schmerz ist, kann auch keine Entwicklung sein, man ist gefangen und gelähmt.

Je nach Ausmaß des Gefühls der Einsamkeit können hier Zuwendung und Unterstützung wohlwollender Menschen helfen, oder aber der Weg erscheint so langwierig, daß dieser Mensch psychotherapeutischer Hilfe bedarf (1995, S. 8/249).

Linnemann hat den Prozeß der Bewältigung der chronischen Einsamkeit dargestellt. Der Mensch versucht entweder:

– die Qualität seiner Beziehungen zu verändern
– seine Wünsche an die Beziehungen zu verändern
– zu rationalisieren (anderen geht es noch schlechter), zu leugnen (bestimmte Situationen vermeiden) oder sich zu ergeben (das Problem als unvermeidlich betrachten und sich ergeben).

Gegenstand dieser Verarbeitungsstrategie sind sowohl die Emotionen wie auch das Netz der Beziehungen.

Der Bewältigungsprozeß geschieht über:

– das Bewußtwerden der eigenen Einsamkeit
– die Entwicklung eines Bewältigungsplanes
– die Ausführen diese Planes
– das Evaluieren dieses Planes.

Als Voraussetzungen gelten:

– Können (z. B. körperliche, geistige und psychische Kräfte)
– Wissen (Kennen der Möglichkeiten wie Selbsthilfegruppen, Training der sozialen Fähigkeiten, Treffs, Begegnungsstätten etc.)
– Wollen.

Diese Phasen können vom betroffenen Menschen spontan durchlaufen werden, oder die Fachperson kann Interventionen anwenden, die den Prozeß voranbringen, z. B. durch Gespräche über den Inhalt der Beziehungen und die Wünsche an dieselben oder durch Anbieten von Information (S. 37–50).

Pflegespezifische Informationssammlung

Stellen Pflegende Einsamkeit fest (oder erahnen sie), hilft eine gezielte Informationssammlung zum Identifizieren der auslösenden Faktoren. Diese Informationssammlung bezieht sich auf:

- die soziale Situation
- das soziale Umfeld
- Wünsche nach Kontakt
- allfällige Barrieren zu sozialem Kontakt wie pathologische Zusammenhänge
- Veränderungen in Umfeld und Lebensstil.

Die Informationssammlung erfaßt auch objektive Daten wie:

- ästhetische Probleme wie Foetor, Inkontinenz, entstellende Chirurgie
- persönliche Probleme wie fehlende soziale Fähigkeiten.

Zuwendung und Gespräch

Durch persönliche Gespräche können Pflegende erreichen, daß Patientinnen und Patienten sich nicht bloß von fremden Personen umgeben fühlen, und so das Gefühl der Einsamkeit mildern.

Diese Gespräche können persönliche Werte und Vorstellungen des Betroffenen zum Inhalt haben oder worüber auch immer er sprechen möchte. Personen in tiefer Isolation und Einsamkeit können allerdings nur über ganz konkrete Themen erreicht werden. Die Isolation kann nicht durchbrochen werden mit allgemein gehaltenen Gesprächen.

Durch ihre Präsenz kann die Pflegende dem unter Einsamkeit Leidenden ihre Fürsorge bekunden, indem sie einfach zuhört. Auch bloß einige Minuten volle Zuwendung – ohne gleichzeitig etwas anderes zu tun – sind wertvoll. Es können auch Lernende, Hilfspersonen und freiwillige Helferinnen damit betraut werden, bei diesem Menschen zu verweilen. Das Verweilen gibt ihm auch Gelegenheit, sich mitzuteilen, jemanden an seinen Gedanken teilhaben zu lassen.

Wenn Patientinnen und Patienten erzählen, daß sie einsam sind, hilft die Rückfrage nach diesbezüglichen Gefühlen und dem Umgang damit, die Situation zu präzisieren und sie dem Betroffenen bewußter werden zu lassen.

Erzählen Patientinnen und Patienten von den manchmal langwierigen Details ihrer Vorgeschichte, fragen sie dadurch nach Zeit, Unterstützung und Anteilnahme. Dies können Pflegende vermitteln durch aufmerksames Zuhören.

Das Zuhören und Sprechen kann durch sorgfältig dosierte Berührung unterstützt werden. Manchmal hilft eine Berührung mehr als Worte, kann auf diese Art intensive Wärme und Verständnis ausgedrückt werden.

Selbstverständlich muß der Bedarf an Berührung mit der Patientin und dem Patienten sorgfältig erhoben werden, wobei die meisten Menschen positiv auf Berührung reagieren. Vor allem ältere Menschen müssen oft Berührungen entbehren und genießen diese dann besonders.

Das direkte Ansprechen der Einsamkeit kann für betroffene Menschen erlösend sein, auch für das Kind. Vielleicht brechen sie in Tränen aus und holen endlich ihre Einsamkeit an die Oberfläche. Am hilfreichsten ist dann die Anteilnahme der Betreuungsperson. Diese kann helfen hinzuschauen und so den ersten Schritt hin zum Akzeptieren zu tun. Oftmals gibt es keinen anderen Weg, als die leidvolle Situation durchzustehen, kann dies diesem Menschen abgenommen werden.

Information/Miteinbezug in die Gestaltung der Pflege

Durch persönliche Gestaltung der Pflege kann die Pflegende den Patientinnen und Patienten helfen, ihre Identität wiederzufinden. Dabei sollte vor allem darauf geachtet werden, noch Intaktes zu aktivieren. Das Wort «können» sollte dabei häufiger vorkommen als «nicht können».

Ermunternde Rückmeldungen, Anerkennung für etwas Kleines, das geglückt ist, helfen, den Selbstwert dieser Menschen zu stärken, und können so der Einsamkeit entgegenwirken.

Schmerzäußerungen ernstzunehmen und Erleichterung zu ermöglichen, sind wichtige Elemente der Einsamkeitsbekämpfung.

Indem Pflegende gut informieren und Patientinnen und Patienten in die Planung ihrer Aktivitäten mit einbeziehen, helfen sie mit, deren psychischen Schmerz und die daraus resultierende Einsamkeit zu verringern. Die Betroffenen können dadurch ihre eigene Situation realistischer sehen und einschätzen.

Um der Angst vor der Alleinsein in der fremden Umgebung zu begegnen, ist es hilfreich, dem bettlägerigen Patienten die nähere und weitere Umgebung zu schildern, z. B. wo sich das Stationszimmer befindet, oder mit den Zimmernachbarn Territorialabsprachen vorzunehmen. Auch das Aufstellen persönlicher Gegenstände ist wohltuend gegen das Gefühl des Alleinseins. All diese kleinen Dinge können helfen, das Gefühl der Geborgenheit zu fördern.

Die Angst vor dem Alleinsein in der Zukunft kann abgebaut werden durch gemeinsames Entwickeln von Vorstellungen über die Zukunft der Patientinnen und Patienten, durch das gemeinsame Suchen positiver, realistischer Aspekte und das Bestärken ihrer Hoffnungen.

Steht die Entlassung aus der Institution bevor, kann das gemeinsame Planen der sozialen Kontakte hilfreich sein.

Einwirkungen auf das soziale Umfeld

Oftmals machen sich unter Einsamkeit leidende Menschen klein, sie wagen es nicht, Wünsche an ihre Umgebung zu äußern. Solche Menschen können ermuntert werden, ihre Angehörigen, Freunde und Bekannten wissen zu lassen, daß sie sich Besuche und Anrufe wünschen und wie sehr sie sich darüber freuen.

Das Ausfindigmachen und Mobilisieren von Angehörigen, Freunden und Bekannten sowie das Diskutieren über die Bedeutung von qualitativ guten Beziehungen ist dabei, wenn nötig, als erster Schritt durch die Pflegenden einzuleiten.

Das Kind braucht bei jeder neuen schmerzhaften Erfahrung die Anwesenheit von jemandem, der die Rolle der Mutter wahrnehmen kann. Dies kann mit zunehmendem Vertrauen jemand aus dem betreuenden Team anstelle der Mutter sein.

Für Menschen, die zu Hause allein sind, kann ein Angebot an möglichen Treffs oder Telefonkontakten weiterhelfen oder das Halten eines Kleintiers. Wichtig kann auch das Suchen nach beschäftigenden Aktivitäten sein sowie das Optimieren der Transportmöglichkeiten.

Heimbewohnern, die oftmals an den langen Abenden unter Einsamkeit leiden, können eine Umgestaltung des Tagesablaufes, die das frühe zu Bett bringen eliminiert, aber auch verschiedene Aktivitätsangebote (auch außerhalb des Hauses) helfen.

Vielleicht können einsame Menschen für das Mitmachen in einer Gruppe gewonnen werden. Am besten gelingt dies mit einem stufenweisen Vorgehen.

Erfolgreich arbeiten Gruppen mit einer Größe von drei bis fünf Personen, in denen jedesmal ein Thema diskutiert wird und die Beteiligten ermuntert werden, ihre eigene Sicht zu äußern und an der Diskussion teilzunehmen.

Basale Stimulation

Bei Wahrnehmungsstörungen hat das Konzept der basalen Stimulation eine Reihe von Angeboten, um diesen Menschen ihren Körper wieder erfahrbar zu machen und Kontakt zur Außenwelt herzustellen, wie Streichungen, taktile, akustische oder visuelle Reize, Vibrationen.

Pflegende können auch die Bezugspersonen unterstützen, ihren Angehörigen zu helfen, dem Gefühl der Einsamkeit zu entkommen, indem sie diese anleiten, den Kranken ihre Anwesenheit erfahrbar zu machen durch Berührung und sanftes Sprechen, Mitbringen vertrauter und beliebter Gegenstände und Klänge.

Physische Nähe hilft, das Gefühl der Einsamkeit zu reduzieren. Vielfach ist aber die vermehrte Anwesenheit wichtiger Angehöriger nicht oder nur beschränkt möglich. Dann kann eine Tonbandkassette mit der Stimme wichtiger Bezugspersonen weiterhelfen (Plaudern der Kinder, Erzählen durch die Mutter etc.).

Prävention

Durch frühzeitiges Planen vor voraussehbaren, einschneidenden Änderungen wie Wegzug der Kinder, Pensionierung, Umzug sowie sinnvolle Freizeitbeschäftigungen und das Pflegen von Beziehungen kann viel an Prävention getan werden.

Die frühzeitige Erfassung von Hörschäden ist von großer Wichtigkeit und kann Betroffene vor wachsender Einsamkeit bewahren. In der Langzeitpflege kann das Pflegesystem der Bezugspflege vermehrten Bezug schaffen zwischen Pflegenden und Betreuten und so dem Aufkommen von Einsamkeit entgegenwirken.

Bei körperlichen Veränderungen wie Stoma, Amputationen, Hemiplegie, Narben usw. können Pflegende den betroffenen Menschen nach seinen Vorstellungen fragen, wie seine Umwelt auf diese Veränderungen reagieren mag. Dabei dürfen sie nicht vergessen, daß Männer genauso sehr besorgt sein können um ihr Äußeres wie Frauen. Hilfreiche Angebote können eine Beratung zur Minimalisierung der Auswirkungen wie auch Selbsthilfegruppen sein.

Kurzfassung der pflegerischen Interventionen

Haben die Pflegenden die Diagnose «Risiko für Einsamkeit» oder «Einsamkeit» gestellt, gibt es eine Reihe von Möglichkeiten, diesem so schmerzhaften Gefühl vorzubeugen oder entgegenzuwirken.

Die Interventionen können sich – je nach Ursache der Einsamkeit – gegen die äußeren oder gegen die inneren Einflüsse richten. Um beim Überwinden chronischer Einsamkeit erfolgreich unterstützen zu können, muß bei der betroffenen Person immer auch der Persönlichkeitsaspekt mit einbezogen werden, und es braucht dazu deren Können, Wissen und Wollen.

Gewisse Formen der Einsamkeit (kurz-, mittelfristige, existentielle) können nur durch Durchleiden überwunden werden. Und dann besteht der Pflegeauftrag im Geben von Unterstützung, um hinzuschauen und auszuhalten, und in Anteilnahme, damit sich die Betroffenen dabei nicht allzu alleine fühlen (aus Carpenito, Roberts, Moustakas, van Leve-Mark, Acarn, Valente, Bienstein).

Konsequenzen für die Pflege

Mit der Einsamkeit anderer konfrontiert zu werden, ist nicht einfach. Pflegende können dabei den Drang verspüren, möglichst schnell das Thema zu wechseln, um nicht genau hinschauen zu müssen. Oder sie versuchen zu verharmlosen, sagen, daß schon bald alles wieder gut wird oder daß es keinen Grund gibt, sich einsam zu fühlen.

Solche Reaktionen vergrößern das Einsamkeitsgefühl der Patientinnen und Patienten, lösen vielleicht aber auch unangenehme Gefühle bei den Pflegenden aus (Valente 1992).

Moustakas schildert aus eigener Erfahrung, daß, wer selbst tiefste Einsamkeit erlebt hat, nicht mehr unberührt bleiben kann beim Erkennen des Leidens an Einsamkeit bei anderen Menschen. Die Fachperson kann aber auch selbst ein Gefühl von Einsamkeit erleben, weil sie sich rat- und hilflos fühlt. Und daraus erwachsen unsere Bestrebungen, diesen Menschen möglichst schnell aus seiner Einsamkeit heraus führen zu wollen durch Aktivitäten, die dem Zustand dieses Menschen nicht entsprechen (Vorwort, S. 47).

Die Einsamkeit und die Angst der Patientinnen und Patienten kann zu unserer eigenen Angst und Sorge werden. Indem wir der Einsamkeit dieser Menschen begegnen, begegnen wir unserer eigenen. Nicht alle Individuen wünschen eine solche Begegnung, viele vermeiden sie so oft als möglich (Roberts S. 245).

Den unter Einsamkeit leidenden Menschen kann am ehesten helfen, wer sich nicht scheut, gemeinsam mit den Betroffenen hinzuschauen. Darauf können sich Pflegende in ihrer persönlichen Auseinandersetzung mit diesem Thema vorbereiten.

Literatur

Verwendete Literatur

Acorn, S: Patient's Loneliness: A Challenge for Rehabilitation Nurses, Rehabilitation Nursing, Nr. 17, 1992, S. 22–25

Bienstein, Ch: Handbuch Pflege, Verlag selbstbestimmtes Leben, Düsseldorf

Bütler, H: Den eigenen Menschen studieren – Mitteilungen aus der Einsamkeit eines psychiatrischen Patienten, NZZ-Folio, September 96, S. 13–20

Carpenito, L: Nursing Diagnosis 6. Aufl., 1995, Loneliness, Risk for S. 560–565, J. B. Lippincott Company, USA

Doenges, ME/ Moorhouse, MF: Pflegediagnosen und Maßnahmen, 2. Auflage, 1995

Elbing, E: Einsamkeit – psychologische Konzepte, Doz. für Psychologie Forschungsbefunde und Treatmentansätze, Hogrefe Verlag für Psychologie, Zürich, 1991

Husne-Lingh C: Relation of Hearing Loss, Loneliness and Master of Nursing Self-System, Journal of Gerontological Nursing, Nr. 6, 1994, S. 22–28

Linnemann, M u. a.: Einsamkeit bewältigen, Eine Lern- und Praxisanleitung für die Altenhilfe, Beltz Verlag, Basel, 1995

Moustakas, C: Loneliness, Library of Congress, USA, 1961

Roberts, Sharon L: Behavioral Concepts and Nursing throughout the Life Span, Prentice-Hall, Inc, 1978, S. 242–265

Roberts, Sharon L: Behavioral Concepts and the Critically ill Patient, Appleton-Century-Crofts, Norwalk, 1986

Schultz, HJ (Hrsg.): Einsamkeit, Kreuz Verlag Stuttgart, 1986, 6. Auflage

Valente, S: Helping your Patient Overcome, Nursing 1992, Oktober, S. 71–73

van Clef-Mark, I: Einsamkeit ist schlimmer als Krankheit, Studie zur Bewohnerzufriedenheit in einem Kranken- und Altersheim (CH), Altenpflege, 2/94, S. 85–89

Wieland, J: Einsamkeit, Zeiten des Rückzugs, Zeiten der Entwicklung, Kreuz Verlag, Stuttgart, 1995

Wolf, D: Einsamkeit überwinden, Von innerer Leere zu sich und anderen finden, Herder Verlag, Basel, 1986

Weiterführende Literatur

Bienstein, C: Bewußtlos, Eine Herausforderung für Angehörige, Pflegende und Ärzte, Verlag selbstbestimmtes Leben, Düsseldorf, 1994

Casey, M and Coli, A: The inner ache: an experimental perspective of loneliness, Nursing Inquiry, 1995, 2, S. 172–179

Tausch, AM: Lebensschritte, Umgang mit belastenden Gefühlen, Rowohlt, 1989, S. 38–39

Über die Autorinnen

Bühlman Josi
Reussgasse 7
CH-5620 Bremgarten

1970 Grundausbildung in allgemeiner Krankenpflege
1983 Diplom als Oberschwester an der Kaderschule für die Krankenpflege SRK, Zürich
Verschiedene Tätigkeiten im Bereich von Pflege und Führung
1994 Diplom Höhere Fachausbildung in Pflege, Stufe 2, beim Schweizerischen Berufsverband der Krankenschwestern und Krankenpfleger, Zürich
seit 1994 im Universitätsspital Zürich als Pflegeexpertin tätig

Siegwart Hanna
Durststrasse 15
CH-8091 Meilen

1983 Grundausbildung in integrierter Krankenpflege
1989 Diplom Berufsschullehrerin in Pflege an der Kaderschule für Krankenpflege SRK, Zürich
Mehrere Jahre Berufserfahrung im Bereich Pflege und Ausbildung
1994 Diplom Höhere Fachausbildung in Pflege, Stufe 2, beim Schweizerischen Berufsverband der Krankenschwestern und Krankenpfleger, Zürich
seit 1994 im Universitätsspital Zürich als Pflegeexpertin tätig

Zeller-Forster Franziska
Büelweg 10
CH-8564 Wäldi

1977 Grundausbildung in allgemeiner Krankenpflege
1985 Diplom Berufsschullehrerin Pflege an der Kaderschule für Krankenpflege SRK, Zürich

	Mehrere Jahre Berufserfahrung im Bereich Pflege und Ausbildung an der Thurgauisch-Schaffhauserischen Schule für Pflegeberufe (TSKS) in Frauenfeld
1994	Diplom Höhere Fachausbildung in Pflege, Stufe 2, beim Schweizerischen Berufsverband der Krankenschwestern und Krankenpfleger, Zürich
1994–1997	Lehrtätigkeit an der TSKS und Lehrauftrag an der Kaderschule für Krankenpflege SRK, Aarau
seit 1997	Lehrtätigkeit an der Kaderschule für Krankenpflege SRK, Aarau, und freiberufliche Tätigkeit als Pflegeexpertin

M. E. Doenges / M. F. Moorhouse

Pflegediagnosen und Maßnahmen

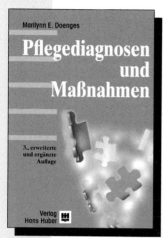

Unter Mitarbeit einer Expertengruppe von Chris Abderhalden u.a. aus dem Amerikanischen übersetzt.
3., überarb. u. erg. Aufl. 2002.
Etwa 688 S., 2-farb. Abb., 2 Tab., Kt
etwa € 39.95 / CHF 69.00
(ISBN 3-456-82960-4)

Doenges / Moorhouse – das erfolgreiche und praktische Handbuch zur Pflegeplanung – liegt nunmehr in der 3., vollständig überarbeiteten und erweiterten Auflage vor. Es hilft den Pflegenden, Kennzeichen und Merkmale von Pflegediagnosen zu erkennen, Ergebnisse der Pflegeanamnese zu ordnen und Pflegeprobleme in einer einheitlichen Terminologie zu benennen. Ferner bietet es wissenschaftlich begründete Pflegemaßnahmen zur Lösung dieser Probleme und Maßnahmen zur Patientenschulung und Entlassungsplanung. Alle bis 1998 von der NANDA anerkannten Pflegediagnosen werden mit ihren erweiterten und überarbeiteten Kennzeichen/Merkmalen, Risikofaktoren und beeinflussenden Faktoren dargestellt. Pflegeziele und Evaluationskriterien werden eindeutig benannt sowie Pflegemaßnahmen nach Prioritäten geordnet angeboten und pflegewissenschaftlich begründet. Über 140 Krankheiten und Gesundheitsstörungen aus den Bereichen Innere Medizin, Chirurgie, Pädiatrie, Gynäkologie, Geburtshilfe, Gemeindepflege und Psychiatrie werden mit den damit assoziierten Pflegediagnosen und den möglichen beeinflussenden Faktoren dargestellt. Den Abschluss bildet ein umfangreicher Anhang mit Adressen, Literaturlisten und einer Stellungnahme des SRK zum Thema «Pflegediagnosen».

**Verlag Hans Huber
Bern Göttingen Toronto Seattle**

http://Verlag.HansHuber.com

Nancy Roper

Pflegeprinzipien im Pflegeprozeß

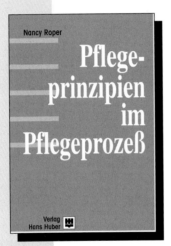

Aus dem Englischen von Ute Villwock.
1997. 528 S., 115 Abb., 6 Tab., Kt
€ 46.95 / CHF 77.00
(ISBN 3-456-82776-8)

Dieses Buch erweitert die in Ropers klassischem Werk «Die Elemente der Krankenpflege» dargestellten Grundlagen in zwei Richtungen: Zum einen geht der Begriff der «Pflegeprinzipien» über die Hilfe bei den «Lebensaktivitäten» hinaus und bezieht auch die Abwehr drohender Gefahren mit ein. Zum anderen wird die praktische Anwendung der Pflegeprinzipien hier in den Rahmen des Pflegeprozesses eingebettet.

Der Pflegeprozess mit Nancy Roper. Lebensaktivitäten prinzipiengeleitet mit dem Pflegeprozess fördern und unterstützen.

 **Verlag Hans Huber
Bern Göttingen Toronto Seattle**

http://Verlag.HansHuber.com